互联网中医院医护人员培训系列教材

男性生殖健康管理

主　审：何清湖　周　青

主　编：谷井文　周　兴

全国百佳图书出版单位

中国中医药出版社

·北　京·

图书在版编目（CIP）数据

男性生殖健康管理 / 谷井文，周兴主编 .—北京：中国中医药出版社，2023.12（2024.9 重印）

互联网中医院医护人员培训系列教材

ISBN 978 – 7 – 5132 – 8561 – 2

Ⅰ.①男…　Ⅱ.①谷…②周…　Ⅲ.①男性—生殖医学—技术培训—教材　Ⅳ.① R339.2

中国国家版本馆 CIP 数据核字（2023）第 223445 号

中国中医药出版社出版

北京经济技术开发区科创十三街 31 号院二区 8 号楼

邮政编码　100176

传真　010-64405721

北京盛通印刷股份有限公司印刷

各地新华书店经销

开本 787 × 1092　1/16　印张 10.25　字数 200 千字

2023 年 12 月第 1 版　2024 年 9 月第 2 次印刷

书号　ISBN 978 – 7 – 5132 – 8561 – 2

定价　48.00 元

网址　www.cptcm.com

服 务 热 线　010-64405510
购 书 热 线　010-89535836
维 权 打 假　010-64405753

微信服务号　zgzyycbs
微商城网址　https://kdt.im/LIdUGr
官 方 微 博　http://e.weibo.com/cptcm
天猫旗舰店网址　https://zgzyycbs.tmall.com

如有印装质量问题请与本社出版部联系（010-64405510）

《男性生殖健康管理》编委会名单

　　中医药是我国优秀传统文化的瑰宝，是具有中华民族原创特色的医疗资源。近些年来，国家出台一系列相关政策和法律法规，中医药事业的发展迈向了新的台阶。特别是《中华人民共和国中医药法》的颁布，正式确立了中医药的法律地位，为中医药事业的快速发展奠定了坚实的基础。

　　在中医药资源有限的背景下，利用成熟的互联网平台，构建完善的"互联网＋中医药"的服务内容、流程、模式、管理、监控体系，以及与之配套的人才培训、科普宣传等领域都亟待探索。本套互联网中医院医护人员培训系列教材在湖南中医药大学、湖南中医药大学第一附属医院、银川谷医堂互联网医院的专家团队的共同努力下，结合互联网中医院目前实践中的经验和遇到的问题编纂而成。其主要特点是在互联网背景下，系统构建互联网中医院医护人员在全新的医疗服务环境中具备的专业知识和综合能力体系，突出中医药特色与优势，兼顾西医相关内容，使其更能适应互联网中医药服务的新要求。本套教材的编写注重突出中医药的基本理论、基本知识、基本技能，兼有科学性、实用性、先进性、系统性与启发性，同时也兼顾了科普的作用。读者对象主要为互联网中医院的医护人员、医学助理；从事互联网医疗的相关管理人员；院校学生及其相关人员；对中医药医疗保健感兴趣的人员。

　　互联网中医院医护人员培训系列教材的第一批教材包括 7 门课程，具体如下。

　　《医学助理培训指南》，主要内容涉及医务人员职业道德及礼仪规范、中医健康管理服务规范细则、心肺复苏基本知识、不孕不育基础知识、肥胖症基础知识、肝胆病的诊疗与调理等，同时本册附录中也收录了互联网医院相关的法律法规。

　　《中医健康管理师培训指南》，主要内容包括中医健康管理的相关理论与概念、中医健康管理的服务基本内容（中医健康信息管理、中医健康状态辨识与评估、中医健康状态调理、中医健康管理效果评价、中医健康教育与健康促进）、中医健康管理服务范式、慢性病与重点人群的中医健康管理及其他相关知识等。

　　《中医养生学保健基础》，主要内容涉及中医养生相关概念、不同中医证型、体质、亚健康状态的中医干预养生方法，以及常见药食同源食材、常见中药、常见疾病的中医药调治与养生方法，以及常见的中成药在养生保健中的应用。

《二十四节气养生》，主要内容以二十四节气的特点为基点，以中医理论为依托，包括了饮食、起居、经络穴位、运动养生、情志等方面，并详细介绍了药膳、艾灸、足浴、敷贴等养生措施。

《药食同源本草》，主要内容为全面梳理、总结目前110种药食同源中药的使用和研究现状，为药食同源中药的食疗应用、保健品和食品开发提供学术基础。

《体重管理》，主要内容以中医学理论及临床营养学理论为指导，对肥胖及消瘦人群等体重异常人群的原因、机理及调理原则、调理方法进行系统论述，以便科学指导体重异常人群进行减肥或增重实践。

《男性生殖健康管理》，主要内容为针对互联网中医院业务发展的需要，对男性生殖健康的管理进行规范化培训教育。

在互联网中医院医护人员培训系列教材的编撰过程中，得到中医药领域诸多专家的大力支持，以及银川谷医堂互联网医院等相关单位的热情参与。由于"互联网＋中医"领域仍然是一片尚待探索和完善的全新领域，加上我们的水平与知识所限，时间匆促，其中定有尚待改进和补足之处，真诚希望各位专家、读者多提宝贵意见，以便我们在后续修订时不断进步；对未涵盖的较为成熟的服务内容我们会在后续不断增补系列教材，以期为"互联网＋中医"的实践提供有价值的参考依据。

湖南中医药大学教授、博士生导师　何清湖
湖南医药学院院长
2023 年 6 月

为贯彻落实《国务院关于促进健康服务业发展的若干意见》（国发〔2013〕40号）和《国务院关于中医药健康服务发展规划（2015—2020年）》（国发〔2015〕32号）文件精神，进一步完善中医药健康服务机构、人员、服务、技术产品的规范化要求，我们以《中医药健康管理服务规范》《中医健康管理服务规范》等相关标准为指导，组织国内男科、健康管理领域专家编写了《男性生殖健康管理》教材。教材在编写过程中，力求体现以下"五性"。

1. 科学性：教材内容体现科学性，目的是培养中医健康管理师，使其树立经营健康、管理健康、促进健康的思想，将多学科交叉的理论知识和方法综合应用到健康管理中，突出中医健康管理服务的科学性。

2. 系统性：本教材为"互联网中医院医护人员培训系列教材"之一，是针对互联网中医院业务发展需求，对男性生殖健康管理进行规范化培训，教材编写框架符合本套系列教材的整体规划思路。

3. 通俗性：语言表述尽量深入浅出，简明扼要，通俗易懂，用浅显的语言、明了的图文和简要举例与对比分析等讲清男性生殖健康管理的基本原理、规律与实践。

4. 针对性：本教材主要针对具有医药卫生专业中等专科以上学历证书或具有非医药卫生专业大学专科以上学历证书，从事中医健康管理工作或相关职业的人员学习参考。

5. 实用性：对中医健康管理师，尤其从事中医男科健康管理工作者有较强的指导性。

本教材分为五章。第一章男性生殖解剖与生理基础，介绍中西医男性生殖基础知识，由李波男、孙天松、陆包伟、彭阿建编写；第二章男性生殖健康常见诊断方法，介绍临床常见现代男科检查方法与中医四诊，由周兴、宁港编写；第三章男性生殖健康与中医养生，分别从精神养生、饮食养生、沐浴养生、经络养生、药物养生等方面进行阐述，由张冀东、谷井文编写；第四章男性生殖健康管理，包括信息采集与管理、健康状态评估、健康状态干预、健康教育与健康促进等，由张冀东、陈康清、周小力、阳吉长、徐晓峰编写；第五章常见男科疾病的健康管理，选取性欲低下、阳痿、早泄、少弱精子症、畸形精子症、前列腺炎、前列腺增生、阴囊湿疹、遗精、男性更年期综合征 10 种常见男科疾病，阐述中医药健康管理方法，由盛文、吴悔、王彪、唐雪、杨扬、石若冰、黎志清、孙天松、张曾宇编写。

教材在编写过程中，湖南医药学院何清湖教授、湖南中医药大学第一附属医院周青教授认真审定，提出了很多很好的修改意见，在此一并感谢。

本教材编写过程中，虽然团队花费了大量精力对稿件进行了多次修改，但由于经验不足、水平有限，不足之处敬请各位专家指正，以便再版时修订提高。

《男性生殖健康管理》编委会

2023 年 9 月

第五章　常见男科疾病的健康管理

第一章　男性生殖解剖与生理基础

第一节　男性生殖器解剖与生理

男性生殖系统由内生殖器和外生殖器两部分组成。内生殖器包括生殖腺、输精管道和附属腺；外生殖器由阴茎和阴囊构成。生殖腺为睾丸；附性腺包括精囊、前列腺、尿道球腺、尿道旁腺；输精管道包括附睾、输精管、射精管、尿道（图1-1）。

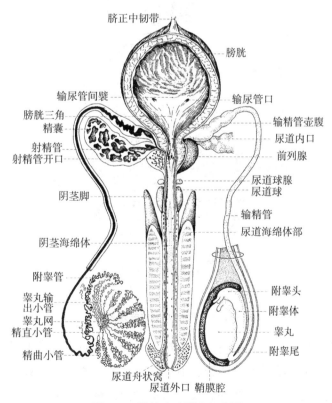

图1-1　男性生殖器官示意图

男性的生殖过程是在中枢神经系统、下丘脑垂体－睾丸性腺轴等分泌腺调节控制下，通过精子的产生、成熟、运输及精子的获能等一系列生理活动来完成。

一、男性内生殖器

男性内生殖器官由生殖腺（睾丸），输精管道（附睾、输精管、射精管、尿道），附性腺（前列腺和精囊）、尿道球腺、尿道旁腺等组成（图 1-2）。

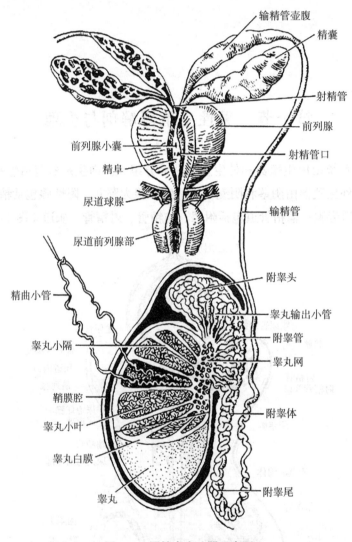

图 1-2　男性内生殖器示意图

男子自性成熟开始，睾丸不断地产生精子，生成后的精子进入附睾内暂时储存起来并获能。当射精时，精子经输精管、射精管而进入尿道，与精囊及前列腺的分泌物混合成精液，通过尿道而射出体外。长时间不射精，精子则由睾丸输出管和附睾管的上皮细胞所吸收。

（一）睾丸的解剖生理

睾丸是男子生殖系统主要的器官，具有分泌雄性激素和产生精子的功能。

睾丸位于阴囊内，左右各一，呈卵圆形，可分为内外两面、前后两缘、上下两端。睾丸长 4.5～5.1cm，厚 3～4cm，体积为 15～25mL，表面光滑，后方与附睾相连，由精索将其悬吊于阴囊内。除与附睾相连接处外，被睾丸被膜所包绕。睾丸被膜由外向内依次为鞘膜脏层、白膜和血管膜。鞘膜脏层与壁层间为鞘膜腔，正常情况下，其内仅有少量液体，起润滑作用。睾丸上端常有长圆形的小突起，无蒂，称为睾丸附件，是 Muller 管上段退化的残留物。睾丸背侧的白膜增厚形成睾丸纵隔，纵隔的结缔组织伸入睾丸内将睾丸实质分为 100～200 个睾丸小叶，每个小叶内有 1～4 条曲细精管，在接近睾丸纵隔时汇合成数个直细精管，然后形成睾丸网，与睾丸输出小管相连，最后与附睾相通。

曲细精管壁含有不同的发育阶段的雄性生殖细胞，其中成熟的生殖细胞就是精子。

曲细精管之间的部分为睾丸间质，其中存在许多间质细胞，能分泌雄性激素，对于男性生殖器官和男性的特征（胡须、骨骼肌、喉结、音调）的发育和维持具有重要的作用。

（二）附睾的解剖生理

附睾位于睾丸后缘上端，分头、体、尾三个部分。头部位于睾丸上极，体部位于睾丸下部，尾部位于睾丸下极。附睾借输出小管与睾丸相连通。附睾头附近有时有带蒂的长圆形小体，称为附睾附件，是中肾小管退化的残留物。输精管与附睾尾部相连。输出小管进入附睾直行一段后即呈屈曲状走向，扩展变大而形成附睾头；然后汇合为一条小管，盘曲向下即附睾体；下段小管增粗增厚，成为附睾尾。最后的尾部向上弯续于输精管。

附睾的功能是暂时贮存精子。附睾的输出小管及附睾管具有重吸收和分泌作用，将流入的睾丸液进行重吸收，并分泌出甘油磷酸胆碱、糖蛋白、固醇和唾液酸等。这些分泌物为精子的成熟、贮存和处理提供了适宜的内环境，从而保证了精子的获能。

（三）输精管的解剖生理

附睾尾部的小管变直变粗，然后急转向上即成为输精管。输精管随着精索进入腹股沟管，在内环处绕过腹壁下动脉，进入盆腔，向外下方向运行，然后折向内侧并跨越输尿管下端，在输尿管与膀胱之间向正中走行，末端膨大形成输精管壶腹，最后与精囊管汇合成射精管，输精管的平均长度为 30～35cm，管腔直径约 0.05cm，管壁较厚，触之光滑、质硬。据输精管行走的特点可分为三个部分：从附睾到输精管的上端一段名为输精管的睾丸部；从睾丸上端到腹股沟腹环的一段名为输精管的精索部；从腹环到输精管末端的一段名为输精管的盆部。其中，输精管的精索部是构成精索的主要成分。

输精管腔内衬以假复层柱状纤毛上皮，输精管管壁很厚，由内纵行、中环形、外纵行三层平滑肌组成，使输精管具有一定硬度。

（四）射精管的解剖生理

射精管由输精管壶腹部的末端与精囊管汇合而成，位于前列腺底部的后上方，长 1.5～2.5cm，直径 0.8～4mm，自后外上方斜向前内下方穿行于前列腺实质，开口于精阜。

（五）精索的解剖生理

精索为一对柔软的圆索状结构，主要由出入睾丸的血管、淋巴管、神经及输精管并以被膜包绕而成。它起自腹股沟管内环，向内下方斜贯腹股沟管，经腹股沟管外环进入精索的活动度较大，在活体上极易摸到，其上段位于长收肌起始腱的前方，浅部有阴部外浅动脉越过，深部有阴部外深动脉。精索在通过腹股沟管时，下方有髂腹股沟神经和生殖股神经的生殖支，上方有髂腹下神经通过。

精索是睾丸、附睾和输精管静脉血和淋巴液回流的必经之路。由于睾丸的生精功能需要比体内低的温度（34℃左右）及丰富的血液供应，保证血液中有充分的血氧含量。同时又要保证血液中不具有损害睾丸功能的有害物质。因此，精索不但在调节睾丸温度的作用上起着重要作用。而且精索静脉的通畅回流亦非常重要。临床见到的精索静脉曲张症，就是由于精索静脉的血液壅滞，使阴囊内部的温度升高，血氧含量降低，使睾丸的生精功能减退而表现为少精症，甚至无精子症而导致不育。

精索调节睾丸温度的机制，主要是通过精索静脉的散热作用，以及提睾肌的热弛冷缩功能。由于阴囊遇热时松弛，阴囊精索蔓状静脉丛分布于动脉周围，动脉的传动正好推动静脉血的回流，动脉的血液温度也跟静脉交换，以致从腹股沟到睾丸动脉血液的温度下降3℃左右，这样的温度正适宜于精子的发生和生存。

（六）辅助生殖腺的解剖生理

1. 前列腺 前列腺为辅助生殖腺中最大的不成对的实质性器官，位于盆腔内。前列腺颇似扁平的栗子，色淡红而稍带灰白色。在青壮年，直径为 3～4cm，重量为 15～20g，老年时则逐渐退化，若呈病理性过度增生则将发展为良性前列腺增生。

前列腺上端宽大，为前列腺底，紧接膀胱底，此面最大，略凹陷。下端尖细，为前列腺尖，抵尿生殖膈上筋膜。尖与底之间为前列腺体。在近前列腺底的中央有尿道穿入，贯穿前列腺实质后，再由前列腺穿出。左右射精管则在底部穿入，开口于尿道。前列腺有前后两面，前面凸隆，与耻骨联合相对；后面平坦，与直肠相邻，在此面正中线有一浅纵沟，称为前列腺中央沟，两侧分别为左、右叶，在活体可经直肠触及前列腺后面和前列腺中央沟。

前列腺一般分为五叶，即前叶、中叶、后叶及左右两侧叶。前叶介入左右侧叶和尿道之间，临床上无重要意义。中叶又名前列腺峡，呈上宽下尖的楔形，位于尿道后面、两侧叶及射精管之间，老年人此叶往往肥大，轻度向上发展即可将尿道口后方的膀胱三角下角处的黏膜顶起，形成膀胱悬雍垂，严重时可压迫尿道而致排尿困难。后叶位于射精管的后下方，此叶很少发生肥大，但却好发前列腺癌。两侧叶位于尿道的两侧，也常出现肥大，从两侧面压迫尿道而致尿潴留。

前列腺的表面包有一层坚韧的纤维膜，这一纤维膜对腺体有支持和保护作用，使穿过腺体中间的尿道保持通畅。当腺体实质有炎症或肥大时，由于坚韧的纤维膜限制炎症或肥大的腺体向外扩张，因此常可压迫尿道，使尿液排泄不畅及产生疼痛。前列腺的排泄管有15～20个针头样小孔开口分布于尿道内。前列腺与精囊所分泌的白色黏稠液体，具有润滑尿道和保护精子的作用，这些腺体与精子混合成精液。

2. 精囊　精囊又称精囊腺，分泌淡黄色的黏稠液体，参与精液的组成。精囊为一对长椭圆形的囊状器官，左右各一，上宽下窄，前后稍扁，主要由迂曲的小管构成。上端游离，膨大处为精囊底部。下端细直，为排泄管，与输精管末端汇合成射精管。中部为精囊体。精囊长4～5cm 宽2cm，厚0.25～2.5cm，容积约4mL，其大小因人而异。新生儿的精囊较小，呈短棒状，表面光滑，结节不明显。性成熟期即迅速增大，形成囊状。老年人则随性功能减退而逐渐缩小，囊壁较薄。尖精囊位于输精管壶腹的外侧，前列腺底的后上方，膀胱底与直肠之间。前面邻接膀胱底，后面朝向直肠，其间隔为结缔组织构成的直肠膀胱筋膜。

精囊的分泌功能受睾丸激素调节，精囊的分泌物可稀释精液，并对阴道和子宫处的酸性物质起中和作用，维持精子在阴道与子宫内活动的生命力。

二、男性外生殖器

男性外生殖器由阴阜、阴茎和阴囊组成（图1-3）。

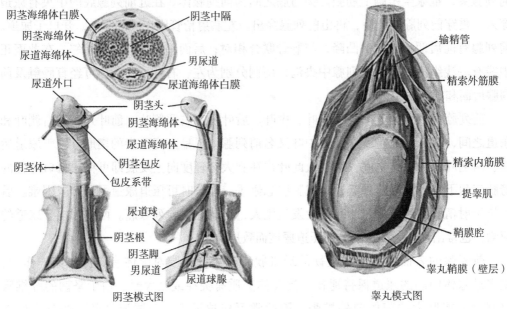

阴茎海绵体白膜　　阴茎中隔
阴茎海绵体
尿道海绵体
　　　　　　　男尿道
尿道外口　　　尿道海绵体白膜
　　　　　阴茎头
阴茎海绵体
尿道海绵体
阴茎体　　阴茎包皮
　　　包皮系带
尿道球
阴茎根
阴茎脚
男尿道
尿道球腺

输精管
精索外筋膜
精索内筋膜
提睾肌
鞘膜腔
睾丸鞘膜（壁层）

阴茎模式图　　　　　　睾丸模式图

图1-3　男性外生殖器示意图

（一）阴阜

阴阜位于耻骨联合前面，其上方有一横沟，为耻骨沟，在小儿和肥胖的成人较为明显。阴阜与腹部借此沟分界，两侧与腹股沟分界，下方有阴茎和阴囊。阴阜由皮肤及丰富的皮下脂肪构成。成人皮肤生有阴毛，较硬而弯曲，向上可延至脐部，分布范围常呈菱形。阴阜的皮下组织内有皮脂腺及汗腺。中年以后皮下脂肪减少，其隆起也随之变得不明显。青春期阴毛的生长是男子第二性征的标志之一，雄性激素的缺少或缺乏表现为阴毛的稀少或不发育。

（二）阴茎

阴茎是男性的交合器官，也是男子重要的器官之一，内有尿道通过，故又是泌尿系统的器官之一。阴茎分三部分，即阴茎根、阴茎体及阴茎头，未勃起时全长7～9cm，其实质主要由勃起组织构成。阴茎前上面为阴茎背，后下面为尿道面。

阴茎的生理功能是具有勃起功能的重要器官。男子正常的性功能包括性兴奋、阴茎勃起、性交、性欲高潮和射精过程。

阴茎的勃起能力受副交感神经控制，副交感神经的作用使阴茎动脉血管扩张，阴茎静脉和静脉分流支的管腔部分闭合，由于静脉回流受阻，引起阴茎海绵体和尿道海绵体的充血膨大，阴茎乃呈勃起状态。

（三）阴囊

阴囊为阴茎根与会阴间的皮肤囊袋，内含睾丸、附睾和精索下段的组织结构，位于耻骨联合下方，两侧股上部的前内侧。阴囊在神经系统的调节下，常随温度的变化而改变其大小。一般情况下，多处于收缩状态，皮肤出现多数皱襞。当外界或体内温度增高时，或在老年人或体弱者，阴囊常伸展呈松弛状态，其皱襞消失。在寒冷的环境中，或在青年人及强壮者，阴囊常呈收缩状态，出现皱襞，与睾丸紧贴。阴囊的收缩和舒张，可以调节其内的温度，适于精子的生长和发育。在阴囊正中线上有一条缝，为阴囊缝，为左右生殖隆起汇合的痕迹，前达阴茎根，连于阴茎缝，后至会阴中线，接会阴缝。阴囊被阴囊缝分为左右两部分，左侧一般较右侧稍低，与较长的左侧精索相适应。

第二节 精子的生理

男性的生精小管是细长而弯曲的管道，又称曲细精管（图1-4）。曲细精管一般长 50 ～ 80cm，直径 150 ～ 250μm。成年男性每侧睾丸的曲细精管总数为 600 ～ 1200 条，总长度约为 250m。管壁上皮由能产生精子的生精上皮构成，其中包括形态和功能不同的两类细胞，即生精细胞和支持细胞，生精细胞包括精原细胞、初级精母细胞、次级精母细胞、精子细胞和精子。它们均为男性生殖细胞发育分化过程中的不同阶段的细胞。支持细胞对生精细胞有支持、营养和保护等多方面功能，尚分泌雄激素结合蛋白，提高曲细精管中的雄激素浓度，有利于精子的发生。

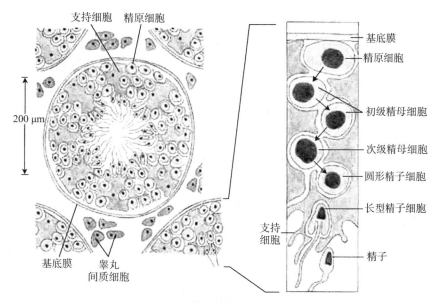

图1-4 曲细精管结构示意图

（一）精子的发生

精原细胞经过一系列发育阶段最后形成精子的过程，称为精子发生。此过程可以分为三个阶段：①精原细胞增殖阶段：精原细胞经过几次有丝分裂，增殖分化为初级精母细胞。②精母细胞的成熟分裂阶段：初级精母细胞经过两次成熟分裂，其间经过短暂的次级精母细胞阶段而分化为精子细胞，此过程中，染色体数目减少一半，故又称为减数分裂阶段。③精子形成阶段：精子细胞不再继续分裂，而是经过形态变化由圆形的精子细胞发育为蝌蚪状的精子（图1-5）。

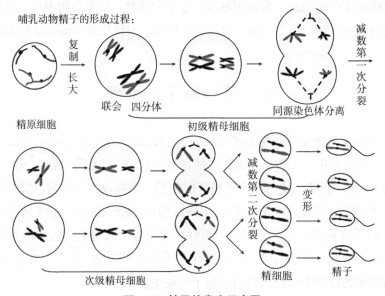

图 1-5　精子的发生示意图

1. 精原细胞的增殖　精原细胞是曲细精管中最靠近基底膜的一种细胞，细胞直径约 12μm，核为圆形或卵圆形，染色较深，有 1～2 个核仁。根据精原细胞核的形态、大小，染色质的染色和致密度，核仁数量及部位，胞质中有无糖原等特点，一般将精原细胞分为三种类型：暗型精原细胞 A（Ad）、亮型精原细胞 A（Ap）和 B 型精原细胞。

Ad 型精原细胞核呈圆形或卵圆形，染色质呈细粒状，染色深，核中常有 1～2 个浅染区，核仁明显，胞质中有糖原、微管及很多小管组成的 Lubarsch 晶体。每个小管的长度可达 3μm，相互平行，并由致密物质相连形成片层状结构。Ap 型精原细胞大而圆，附于基膜，核圆形，染色质呈细颗粒状，染色浅，核内有 1～2 个核仁，胞质中无糖原，无微管，无 Lubarsch 晶体，在相邻的 Ap 型精原细胞间有桥粒样结构。在 Ap 型精原细胞中，线粒体常成堆分布，线粒体间有深染的电子致密物质连接；同时线粒体单个或成双存在，相互有致密物质相连。

B 型精原细胞为圆形，与曲细精管接触面积较少，有时有一个狭窄的细胞质突起与之接触。细胞核为圆形，染色质呈颗粒状，大小各异，沿核膜分布或附于核仁，核仁不规则，一般位于核的中央。线粒体分布在整个胞质中。

精原细胞的增殖是精子发生的重要环节，它不仅是成年后精子发生长期存在的必要前提，而且是大量精子不断产生的重要保证。各种类型的精原细胞间存在恒定的数量关系，实际上反映了精原细胞联系的增殖过程。

2. 精母细胞及成熟分裂　精母细胞位于生精上皮中层，分为初级精母细胞和次级精母细胞。由 B 型精原细胞分裂形成的初级精母细胞处于分裂期间，而在切片上可以看到处于细胞周期不同阶段的各种精母细胞。

初级精母细胞经第 1 次成熟分裂，形成两个次级精母细胞，后者的期间很短，很快进行第二次成熟分裂，形成精子细胞。

初级精母细胞的染色体呈双倍体（46，XY），在细胞分裂期间或细线前期，初级精母细胞复制 DNA，使 DNA 的量达到 4n，接着细胞进入分裂期。细胞分裂期分为前期、中期和末期。

在前期，初级精母细胞核的染色质变化很复杂。根据染色质的形态变化，可分为细线期、合线期、粗线期、双线期和终变期。在细线期，染色质浓缩，形成丝状染色体。然后进入合线期，来自两个亲本的同源染色体双双配对，联结配对在一起，构成一对对较粗的染色体复杂结构，称为双价或联合复合体，这种现象叫联会（Synapse）。在合线期，染色体螺旋进一步变紧，于是染色体进一步变短变粗，染色加深，同源染色体全部配对联结在一起，并且每条染色体出现明显的纵裂，而每条染色体均包含两条染色单体，由着丝点将它们联结在一起。接着进入双线期，染色体变得更加粗短，同源染色体对开始分离，但分离不完全，相互有交叉点相连，这种现象称为染色体交叉。这不是一种简单的同源染色体间接触，而是通过染色体交叉，在来自父系和来自母系的同源染色体间进行遗传物质的交换，具有重要的生物学意义。至终变期，同源染色体对排列于赤道板上，位于细胞两端的中心粒发出纺锤丝，连于染色体，构成纺锤体。在分裂后期，同源染色体各沿着染色体臂，移向细胞两极。到末期，核仁核膜又出现，胞体分成两半，终于形成两个子细胞——次级精母细胞。每个次级精母细胞染色体数为 23 条，为单倍体，比原来减少一半，这时的 DNA 为 2n。

次级精母细胞形成后很快进入分裂期，但时间甚短，不进行 DNA 复制就开始进行第二次成熟分裂。次级精母细胞的 23 条染色体均由两条染色单体组成，染色单体由着丝点相连第二次成熟分裂时，着丝点断裂，染色单体分别移向细胞两极。1 个次级精母细胞经过第二次成熟分裂，形成两个精子细胞，其染色体为 23 条，单倍体 DNA 为 1n。因此，每个初级精母细胞经过二次分裂最后形成 4 个圆形的精子细胞，染色体数目减少为 23 条，然后进入精子形成阶段。

3. 精子细胞及精子形成　精子细胞靠近曲细精管管腔，呈球形，体积较小，约

9μm，为初级精母细胞的一半大小；但核相对较大，约6μm，圆形，位于细胞中央，染色质呈细颗粒状，染色淡。在胞质中可见一系列细胞器，线粒体较少，沿着细胞膜排成一圈，线粒体移向周围，因此细胞中央的电子密度透亮，还有中心粒、内质网和高尔基体等细胞器。高尔基体是精子细胞中一种很活跃的细胞器，它是联系各种细胞器的一个中心环节，在精子形成过程中起重要作用。

精子细胞形成后不再进行分裂，但要经历一个形态结构的复杂变化过程，最后才形成蝌蚪状的精子，这个过程称为精子的形成，包括细胞质和细胞核许多方面的改变，如形成顶体、鞭毛和细胞器的移动等，十分复杂。在形态上，哺乳动物的精子发育过程一般分为四个时期，即高尔基期、顶帽期、顶体期和成熟期（图1-6）。

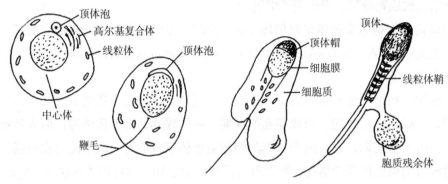

图1-6 精子发育的四个时期

（1）高尔基期　在精细胞的高尔基复合体区出现前顶体颗粒或顶体泡。前顶体颗粒不久便融合成为一个大的顶体颗粒。顶体泡及所含的顶体颗粒移向细胞核的一极并与核膜相连。高尔基复合体和滑面内质网紧靠顶体泡，并不断产生新的小泡参与顶体泡，顶体泡因此不断扩大。因此，线粒体却向胞质周围移动，并分布于细胞膜的内面。中心粒则移向细胞核的另一极，分为近端中心粒与远端中心粒。以后，从远端中心粒长出轴丝，成为鞭毛的中轴。

（2）顶帽期　如前过程，顶体泡不断扩大，最后包围着细胞核的前部，此时称为顶体帽或头帽。同时细胞质的核外染色质颗粒聚集在远端中心粒四周，形成一环状结构。电子显微镜观察表明，它是由核蛋白体聚集而成的，并呈现为一个高电子密度的致密环，将成为终环原基。

（3）顶体期　顶体帽继续扩大，同时顶体内各种结构物质分散于整个顶体帽中，此时便形成了完善的顶体。同时细胞核变长，核质浓缩。高尔基复合体离开细胞核的前极，游离于细胞质中。微管则聚集成束，一端连接顶体后环，一端深入细胞尾端，形成管状结构，围绕核后部、中心粒及轴丝的起始部，称为尾管。此时细胞变长，在中心粒出现9条较短的致密纤维成为节柱，尾部颈段即告完成。胞质中的线粒体则聚集于颈段与中环之间，并呈螺旋状排列，形成线粒体鞘，尾部中段即告形成。此时尾管消失，终环尾侧的轴丝出现了纤维鞘，构成了尾部的主段。

（4）成熟期 部分胞质浓缩成一个不规则的胞质块，借胞质细带连于尾部中段，称为残余细胞。另一部分胞质脱落，称为残余小体。此时精子形成最终完成，并离开支持细胞释放至生精小管管腔。

人类的精子生成从精原细胞最终发育为一个成熟精子需要约 74 天时间。

（二）精子的结构

自列文虎克 1677 年观察人和一些高等动物的精子以来，迄今已研究了一千多种动物的精子，其中大部分都是蝌蚪状的。20 世纪 50 年代以来，对精子生物学特性的认识取得了迅速进展。以哺乳类为例，精子的结构可分为头、颈和尾 3 部分（图 1-7）。

精子头部主要由细胞核和顶体组成，呈圆球形、长柱形、螺旋形、梨形和斧形等，这些形状都是由核和顶体的形状决定的。

成熟精子的细胞核含有高度致密的染色质，在光学显微镜和电子显微镜下都难以区分其结构。核的前端有顶体，是由双层膜组成的帽状结构覆盖在核的前 2/3 部分，靠近质膜的一层称为顶体外膜，靠近核的一层称为顶体内膜。顶体内有水解酶性质的颗粒，与精子通过卵外各种卵膜有关。在顶体和核之间的空腔称为顶体下腔，内含肌动蛋白。有些无脊椎动物的精子受精时产生顶体反应，肌动蛋白聚合形成顶体突起或顶体丝，使精子能附着于卵的质膜上，导致精卵融合，即受精。

精子颈部最短，位于头部以后，呈圆柱状或漏斗状，又称为连接段。它前接核的后端，后接尾部。在前端有基板，由致密物质组成，刚好陷于核后端称为植入窝的凹陷之中。基板之后有一稍厚的头板，两者之间有透明区，其中的细纤维通过基板接连于核后端的核膜。在头板之后为近端中心粒，它虽然稍有倾斜，但与其后的远端中心粒形成

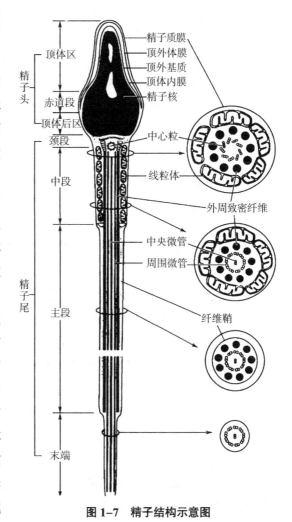

图 1-7 精子结构示意图

的轴丝几乎垂直。围着这些结构有 9 条由纵形纤维组成的显示深浅间隔的分节柱，线粒体分布在分节柱的外围。这九条分节柱与其后的 9 条粗纤维的头端紧密相连。

精子尾部分为 3 部分：中段、主段和末段，主要结构是贯穿于中央的轴丝。

（1）中段　从远端中心粒到环之间称为中段，其长度在哺乳类中差异颇大，但结构大体相似。主要结构是轴丝和外围的线粒体鞘。

1）轴丝：精子的运动器官，由远端中心粒形成，一直伸向精子的末段。精子轴丝的结构与动物的鞭毛（或纤毛）相似，基本组成上都是 9+2 型，即位于中央的两条是单根的微管，四周是 9 条成双的微管（二联体）。

轴丝外的纤维鞘由 9 条粗纤维组成。它们与颈部 9 条分节柱相连。这是哺乳类精子特有的，因此人们把哺乳类精子列为 9+9+2 型，尽管其大小形状在各种动物有所不同。鸟类和有些无脊椎动物的精子中也有类似的结构。

2）线粒体鞘或称线粒体螺线：线粒体相互连接，螺旋地包在粗纤维之外，故称线粒体鞘。它是在精子形成时线粒体汇集到一起彼此相互合并而成的连续结构。各哺乳类螺线的圈数差别很大，少的十来圈，多的达几百圈。

3）环：位于中段的后端。在线粒体鞘最后一圈之后，是该处质膜向内转折而成。为哺乳类精子所特有，可能与防止精子运动时线粒体后移有关。

（2）主段　尾部最长的部分，由轴丝和其外的筒状纤维鞘组成。纤维鞘中有两条纤维突起成纵形嵴，由于纵形嵴刚好分别位于背腹两侧，以致使精子尾部截面呈卵圆形。

（3）末段　随主段进入末段，纤维鞘逐渐变细而消失。

（三）精子的运动

精子运动的类型有几种，但最常见的有两种：一种是直接朝前运动，精子实际上是朝前游动；第二种运动是摆动，精子只摆动尾，却不前进。

附睾精子和射精精子的运动类型是不同的。射精液不同组分中的精子，其运动类型也不一样。由于精子的运动速度在射精液的最初一部分中比较高，所以常用射精液富含精子的开始一部分进行人工授精。当精子遇到附睾液、精浆、宫颈黏液、子宫内膜液、输卵管液和腹腔液等的离子微环境变化和生物物理状态变化时，精子运动类型也有着变化。在有输卵管黏液和卵泡液的情况下，精子运动速度加快。

前列腺分泌液和精囊腺分泌液之间的最适比例关系，对精子的活力和运动也有影响。精囊腺分泌液含有几种对精子运动和活力有损伤作用的成分，而前列腺分泌液则刺激精子运动。

把激肽或激肽释放酶与精液样品混在一起，可改善精子的运动能力。有规律地把激肽释放酶连续给精子少的患者服用几个月，可增加精液的精子数，并改善精子的活力。任何 1 次射入女性生殖道的几亿精子，只有不到 100 个精子能运行到受精部位。

精子鞭毛以一种协调顺序反复传播正弦波。这样，以鞭毛内产生的能量来调节精子的运动。鞭毛有解剖学上纵行排列的收缩蛋白质、粗大纤维和与其相关联的微丝及微管。因此为了克服诸如宫颈黏液这样的黏性腔液的阻力，更需要有这样的推动力。精子细胞为了有效地向前运动，必须使运动波达到协调，并作为发育过程中的一个结果保持下来。

关于精子尾运动的三维空间模型，有许多相互矛盾之处，这可能是因为拍下来的照片基本上都是二维结构。但是，在一平面上有一个主要的波状运动从基部传到尖端，该平面相当于精子头的宽面，附加在这个运动波上的一个旋转成分引起一种螺旋形运动。但是还不清楚这一旋动成分是顺时针方向还是反时针方向的。

精子内在在肌肉收缩中起重要作用的三磷酸腺苷和三磷酸腺苷酶（ATP 酶），它们在生理反应和精子运动之间建立了联系。就像 ATP 在肌纤维收缩时能提供大量能量一样，ATP 的分解为精子纤维收缩提供大量所需的能量。精子消耗的 ATP，可以通过果糖酵解能反应和呼吸作用得以补充。

代谢过程产生能量（ATP 是其最终形式）传递能够把化学位能转变为机械动能的结构。这种能量供应，部分由介质的底物代谢得以补充，部分由原位代谢途径产生，其中包括三磷酸腺苷酶。鞭毛运动的启动，似乎部分是通过第二信使环—磷酸腺苷（cAMP）和环—磷酸鸟苷（cGMP）依靠内分泌控制的。但是，在一连串的反应中，主要依靠钙离子激活的蛋白质复合体来启动鞭毛运动。

精子质膜的生物电性质，连同神经化学调节作用和特殊的离子转移酶系统，即 Na^+、K^+ 的激活依赖于镁离子的 ATP 酶，可能与运动波的协调作用和精子细胞的运动速度有因果关系。精子的运动速度也可能受到鞭毛运动频率变化的影响。

（四）支持细胞及在精子生成过程中的作用

支持细胞又称支柱细胞或维持细胞。虽然支持细胞本身不参与精子的生成，但在精子的生成过程中起到重要作用。而且，它随着精子生成的周期，也呈现有一定的周期性变化。

支持细胞的功能是多方面的。其中，最主要的作用是为各级生精细胞提供营养，以及起着保护和支持作用，为生精细胞的分化发育提供合适的微环境。各级生精细胞，尤其是精子的头部都是嵌入支持细胞的物质中的。随着生精细胞的发育，它们的位置不断地向管腔方向移动，最后由于支持细胞顶端的微丝和微管的收缩，把精子排出至管腔。支持细胞还具有吞噬残余小体及退化的生精细胞的作用。

第三节 勃起的生理

男性阴茎勃起是由血流动力学变化、神经调节、内分泌调节与心理因素等共同参与的复杂生理活动。

1. 勃起的血流动力学变化 阴茎在疲软时，在受副交感神经的支配下，大多数血管平滑肌收缩，仅有少量血流通过供应海绵体的营养。受到性刺激时，副交感神经、非肾上腺素能、非胆碱能神经和海绵体窦血管内皮细胞一氧化氮合成酶（nitric oxide synthase，NOS）活性升高，生成一氧化氮（nitric oxide，NO），NO进入细胞后，鸟苷酸环化酶（guanylate cyclase）活性增加，导致海绵体平滑肌细胞内三磷酸鸟苷（guanine triphosphate，GTP）转变为环单磷酸鸟苷（cyclic guanosine monophosphate，cGMP），血管平滑肌细胞质 Ca^{2+} 外流，使疲软状态下的阴茎动脉血管壁平滑肌松弛，血管扩张，大量血流流入海绵体，海绵体充血后内压升高，阴茎出现勃起。另外，包绕海绵体的白膜因为受压，其下静脉被压闭，血液回流受阻，两者共同作用，维持阴茎勃起状态。

阴茎的勃起可因血流动力学变化，分为7个时相，即充盈期（1期时相）、肿胀期（2期时相）、完全勃起期（3期时相）、强直期（4期时相）、过渡期（5期时相）、开始消退期（6期时相）、迅速消退期（7期时相）。

2. 勃起的神经调节 阴茎勃起受到周围神经系统的调节，阴茎的螺旋动脉分布副交感神经，这些副交感神经节前纤维来自髓骶段，并由盆神经传出，因而盆神经又称勃起神经，脊髓骶段节前神经元称为勃起中枢。阴茎皮肤、龟头、尿道及海绵体内的感受器发出神经纤维组成阴茎背神经束，而后汇成阴部神经，经 $S_2 \sim S_4$ 神经的背根到脊髓，将阴茎痛、温、触觉传导至下丘脑和皮层，称为阴茎感觉神经通路。阴茎皮肤和龟头的神经冲动通过阴茎背神经传入，对始动和维持反射性阴茎勃起发挥作用。

此外，阴茎勃起还受到高级中枢神经系统包括大脑皮质和皮质下中枢的调节。大脑皮质中枢主要位于大脑边缘系，其基本功能是感受外界性刺激而诱发性冲动。

3. 勃起的内分泌调节 雄激素的调节在阴茎勃起中有重要的作用。睾酮由睾丸间质细胞生成，睾酮对于勃起的作用机制已在细胞及分子水平开展了相关研究。有报道显示，睾酮和双氢睾酮是性活动时男性盆腔肌肉节律性收缩的原因。对于海绵体血管内皮细胞和平滑肌细胞，雄激素也可产生积极影响，可延长内皮细胞寿命，降低内皮细胞促炎标志物的表达，并抑制血管平滑肌细胞的增殖和内膜迁移。睾酮水平低下与内皮细胞和平滑肌细胞的凋亡增加呈显著相关性。低睾酮水平可损害内皮祖细胞的增殖、迁移和归巢，可影响间充质祖细胞的肌源性分化等。睾酮和双氢睾酮也可通过其非基因组效应，对阴茎动脉和海绵体平滑肌起到舒张作用。

第四节　中医学对男性生殖健康的认识

一、男性生理特点

中医学对男性生理特点的认识是通过"肾主生殖"等有关理论来阐述的。中医学认为，肾主藏精、主生殖，在男性生长发育和生殖生理方面起到重要作用，肾的功能正常与否决定了男性生理功能能否正常发挥，肾功能的正常有赖于其他脏腑功能的正常与协调。肾的阴阳失调，或其他脏腑功能失常，与肾的协调功能受到破坏，均可以影响到男性的生理功能。肾气虚者性功能多低下，或引起无精子、无精液、不育症等。男子进入 16 岁左右的青春期，肾气始盛，天癸充盈，发育迅速，尤其以性器官和性征的发育最为明显，性功能和生殖能力趋于成熟，开始出现排精现象，初步具备了生育能力。24～30 岁是男性发育的鼎盛时期，此时肾气充实，天癸充足，为最佳生育年龄。56 岁左右，肾气始衰，天癸渐竭，性功能和生殖能力逐渐衰退。约 65 岁开始，性功能明显下降，一般不再具有生育能力。男性天癸是促进男性人体生长发育、生殖功能旺盛、精液精子的产生、第二性征的维持及种子生育的一种物质，而非男子之精。天癸孕育于胚胎时期，储藏于肾，并受肾气盛衰的影响及后天水谷精微的充养。生殖之精的生成与排泄是男性特有的生理特点之一。生殖之精的生成取决于脏腑、经络、气血的功能正常及协调作用，以肾气的强弱、天癸的至竭为决定性因素。心主调神，肾主藏精，肝主疏泄，脾主统摄，肺朝百脉，诸脏功能及协调正常，维持着排精功能的正常运行。

综上所述，肾主宰着人体的生长发育、衰老及生殖活动，男子一生的自然盛衰现象正是肾气自然盛衰的外在体现。中医学还精辟地揭示了男子性能力和生殖能力的基础是肾气、天癸和生殖之精三大物质。三大物质之间既相互区别又紧密联系：天癸来源于先天之精气，靠后天水谷滋养；肾气的充实促使天癸充盛，随着天癸的充实，精室产生成熟精子而精液溢泻。三者之中，天癸是促进男性性能力和生殖能力旺盛的关键物质，性能力和生殖能力的强弱随着天癸的盛衰而发生变化。

二、脏腑功能与男性生理

（一）肾与男性生理

1. 藏精气，主人体生长发育　肾中精气，内寓元阴元阳，即肾阴肾阳，是维持人体阴阳平衡的基础。肾阳是肾生理活动的原动力，为人体阳气的根本，温煦全身脏腑及四肢百骸，内外生殖器官的生长、发育及功能的维持都需要肾阳的温养；肾阴，是肾生理活动的物质基础，人体阴液之源泉，濡养全身脏腑、四肢百骸，肾阴肾阳对维持男性性器官的生殖功能同等重要。肾气以肾精为物质基础，肾精充足，则肾气旺盛；肾精不足，则肾气虚衰。肾精、肾气、肾阴、肾阳四者相互作用，共同维持肾生理活动的正常进行。

2. 充天癸，化生生殖之精　天癸孕育于胚胎时期，随着肾气的发展旺盛而渐趋成熟。天癸经肾气充养到一定程度，才能促使人体化生生殖之精。天癸通过冲任二脉促使生殖之精化生、发育和成熟。

3. 主气化，司津液　肾的气化是调节人体水液代谢平衡的中心环节。肾气充盛，气化正常，开阖有度，水液的输布排泄才能正常进行；若肾气化功能失常，开阖失度，则会出现病态。

4. 主前阴二窍，司尿与精液之排泄　男子前阴之中又精窍、溺窍，二窍之外口为一，通过冲任二脉得肾阴液滋养，在肾的协同作用下，精窍司精室的开阖，主精液排泄；在肾与膀胱的协同作用下，调节尿液的排泄，由溺窍而出。

（二）肝与男性生理

1. 主藏血，濡养外肾　肝主宗筋，宗筋有广义与狭义之分，广义指全身之筋膜，狭义指外肾，包括阴茎、阴囊和睾丸等。外肾受肝血濡养，对血液的需求高，在性活动中，肝一方面可以及时充分地供给外肾血液，使阴茎骤然勃起，持续且坚硬地完成性活动全程；另一方面又在性活动结束后，迅速调节外肾过多的血量，使阴茎松弛，恢复常态。

2. 主疏泄，协调性功能的正常进行　肝主疏泄除了助心行血，滋养外肾外，同时也对性活动起着重要的协同作用。若肝气郁结，肝失疏泄，气机不畅，则性行为异常。肝疏泄不及，情志不畅，多表现为性欲低下及阳痿等；肝疏泄太过，肝火偏亢，表现为精神亢奋，出现性欲亢进、早泄和遗精等。

3. 与肾同源，精血互生　生殖之精是在天癸的作用下由外肾化生，储藏于精室。肾受五脏六腑之精而藏之，故五脏均能影响生殖之精的化生，由于肝肾同源，精血互化，故肝血能滋养肾精，肝血充足，则肾精生化无穷；反之，若肝血不足或肝血瘀滞，肾精生化乏源。

（三）脾与男性生理

1. 主运化，营润外肾　脾胃消化吸收的水谷精微通过经络达外阴，滋润濡养外肾，以维持和加强性功能。脾胃运化功能正常，则外肾营养充足，发育正常，能维持良好的性活动。

2. 化气血以充养天癸和生殖之精　生殖之精是在天癸的作用下，由精室化生。天癸、生殖之精虽然依靠肾气的作用才能充实和成熟，但亦有赖于后天水谷精微的不断滋养。生理情况下，脾胃健运，气血充足，则精之化生有源，精血旺盛，以保证生殖生理功能的完成。

（四）心与男性生理

1. 主血脉以养外肾　心有推动、约束血液在脉管内循环运行，输送营养物质到全身的作用。全身脏腑的功能活动均有赖于心脏推动血液。男子外肾悬于身体下部，亦需心血之营养，才能正常发育并维持其功能。

2. 主神明以司性欲　心藏神而主神明。"神"包括人的精神、情志、思维及感觉等生命活动。性活动属于精神活动，性行为由心神支配，性欲的产生必须是心神有所触动才会引起。

（五）肺与男性生理

1. 主治节朝百脉以养外肾　肺对全身脏器的治理和调节作用是通过"主气""朝百脉"来完成的。生理条件下，肺主治节的功能正常，气血津液运行全身，则外肾亦得以濡养。

2. 肺肾相生，金水互化　"肺为气之主，肾为气之根"，肺肾共司人身气机之升降，肺属金，肾属水，肺肾之阴，相互滋生，金水互化。肺肾相生，在男性生理中主要体现为肺对生殖之精的影响。若肺肾协调，肺气清肃下行，则肾气的气化功能正常，生殖之精也能正常化生。

三、男性生殖亚健康及防治

（一）男性生殖健康

世界卫生组织（WHO）提出"生殖健康"概念，即人类及其个体在整个生命过程中，与生殖（性）相关的人体结构、功能，以及在生殖（性）行为过程中的生理、心理与社会完美和谐的健康状态，不仅是指没有疾病或不健康。基本内容如下：①健康和谐的性关系。②具有正常生育能力。③具有生育调节能力。性是生殖的基础,性健康是生殖健康的前提,夫妇享有满意的性生活是生殖健康的目标之一。但是,男性生殖健康不应局限于"生殖"与"性",而是概括了不同年龄组的所有男性人群生殖健康,如儿童生殖健康、青少年生殖健康、成年人生殖健康及老年人生殖健康等。

(二)男性生殖亚健康概念

20世纪80年代,布赫曼教授提出,人体除了健康状态和疾病状态之外,还存在着一种健康和疾病之间的中间状态,我国学者王育学等就称之为"亚健康状态"。但目前对于亚健康概念的认识和界定还缺乏统一的标准,普遍的观点是指人们处于健康与疾病之间的一种生理功能低下的低质状态及其体验,是处于欲病而未发的中间阶段,包括躯体亚健康、心理亚健康、社会交往亚健康等。何清湖教授进一步阐释了男性生殖亚健康的概念。男性生殖亚健康状态就是指介于男性生殖健康与生殖疾病的不稳定中间状态,即持续存在或反复发作6个月以上的男性生殖(性)不适状态或适应能力显著减退而无明确疾病诊断,或有明确诊断但所患疾病与目前生殖(性)不适没有直接因果关系的状态。

(三)男性生殖亚健康成因

男性生殖亚健康的发生与生物、心理、社会、环境等众多因素相关。由于男性在生殖、家庭和社会中的支柱地位,工作精神压力过大导致的过度疲劳、睡眠障碍、免疫力降低、酗酒、吸烟、饮食不规律及作息不规律等不良生活习惯的影响,可导致睾丸萎缩、精液质量下降、慢性前列腺炎及前列腺增生等男性问题,影响日常生活及性生活;各种化学物质、化学药物、杀虫剂、交通尾气等也会对男性生殖系统造成不利影响。可见,男性生殖亚健康问题日趋严峻。

(四)男性生殖亚健康防治

1.节制欲望,防止精气耗损 这里所指的欲望并非仅指性欲,而是指包括物欲、权欲、自我价值实现欲等广泛人生目标的追求。在现代社会中,每个人都有自己的人生价值目标,也就是各种欲望,都在为实现自己的目标或欲望而奋斗。男性在社会中的形象是一个强势群体,社会的普遍价值观要求男性在各方面应优于女性。因此,男性在确定自己的人生价值目标或欲望时,往往相对较高。为了实现自己的各种欲望并获得成功,必须在学习工作等各方面投入更多的时间、精力,付出更多的代价,相伴而来的是对人体精气的损耗进一步加大,而导致包括男科在内的各种疾病发生。如忧劳过度损伤心脾可致性功能障碍、久坐学习引起前列腺疾病等。《素问·上古天真论》指出:"恬淡虚无,真气从之,精神内守,病安从来。"其明确提出了中医防病养生重要原则之一，即排除各种欲望，使精气固守于内，避免消耗。当然这只是古人所描述的一种理想状态，和社会现实存在差距，似乎不合时宜。当今我们所处的是一个充满竞争的时代，如果不积极努力学习与工作，不仅不能实现自己的人生价值，甚至生存都存在一定的危机。但是，清心寡欲作为防止疾病的一条原则却有着十分重要的意义，应当引起重视。从防病养生的角度出发，应该结合自己的不同情况，在清心寡欲和追求奋斗目标之间寻找一个适度的结合点。其总的原则：适度节制自己的欲望，在确定期望值时应符合自己的实际情况，防止因欲望过度，期望值过高，心身过劳而耗损精气，带来对健康的损害。

2. 加强健康宣教，改变生活方式

（1）适量运动 中青年男性工作时间长、强度大、应酬多，容易忽视自身锻炼。应该每周安排一定时间进行身体锻炼，锻炼方式应选择有氧运动如散步、慢跑、爬山、游泳等，且锻炼时间控制在45～60分钟为宜。研究表明，强度适宜的体育活动，通过各种感觉信息的输入，可提高唤醒水平，使人精神振奋，消除疲劳，摆脱烦恼。运动能增加肺活量，调节血压，改善血液循环，促进消化和吸收，提高新陈代谢率。提肛缩阴功：任何姿势均可，调匀呼吸，舌抵上颚，意守会阴，缩阴提肛提睾。深吸气时提缩，呼气时放松可以反复练习30～50次，每天练功1～3次。研究显示，此方法可锻炼盆底肌肉，达到治疗早泄、排尿无力、尿频等，可以健肾强身，增强免疫力。推腹疗法：睡前或晨醒时平卧，双手指尖对齐，放在天突穴下，双手向下平推止脐下为1次，可稍用力，每天早晚各做300～500次，达到健脾补肾的功效。

（2）戒烟限酒 抽烟是一种不健康的行为，戒烟可减少呼吸系统、循环系统疾病的发生率，也是公共卫生观念的体现。酗酒者应减少喝酒的次数及喝烈性酒的量，适当饮酒才会对身体有益，促进身体健康。

（3）规律生息 男性应认真总结自身生息的运转规律，合理安排每天的活动，使工作、学习、娱乐和休息的时间保持相对合理和稳定，规律的生活与人体的健康密切相关。

3. 七情适度，保持愉悦 心理压力很容易成为中年男性的健康绊脚石。要正确看待事情，宽容待人，树立正确的世界观、人生观、价值观，正视压力和困难，化解压力，变压力为动力，是心理状态尽可能保持在一种均衡健康的状态，保持乐观向上的良好心态，培养广泛的兴趣爱好，使生活更加丰富多彩。中医学特别强调"恬淡虚无，精神乃治"，是指一种安闲、清静、无私、无虑的状态。因此，男性到了中年以后，不要再给自己施加压力，以及不提出过高不切实际的目标设置，要心境要平和、开朗豁达些，少攀比，少妄想。

4. 合理饮食，勿滥补泻 饮食是否合理，决定人体营养摄入是否均衡。男性应根据自己的饮食结构，适当搭配摄入的营养。合理的搭配应该是主食以谷物为主，在保证每天食用的蛋白质、维生素、糖、矿物质、脂肪足够的情况下，可以多选择豆制品、乳制品和水果类食物，减少甜食、动植物脂肪和钠盐的摄入。同时应根据工作强度的不同来调整营养摄入量，避免营养过剩。中医学对营养方面有完善的理论及方药，其中男性保健食品就有很多：如韭菜，可温补肝肾，壮阳固精。韭菜籽补肾壮阳，养肝暖胃，也可提高食欲，润肠通便。枸杞子有滋补肝肾、益精明目等功效，常服枸杞子有延缓衰老、美肤养颜、提高性功能作用，还有增强免疫力、降糖降脂等作用。沙苑有补肾助阳、固精缩尿及养肝明目等功效，也可增加性功能。此外，荔枝、燕窝、牡蛎、虾、菠菜、泥鳅、鹌鹑、麻雀肉和蛋、鸽肉、驴肉、羊肉、羊肾、狗肉、鹿产品等很多食物对男性健康均有重要的营养功能。

再介绍一些简单的男性保健食疗方：狗肾1对，切碎研末，每晚3g，黄酒送服。活泥鳅放清水，待排尽肠内分泌物后洗净，将油锅烧热，放几片姜，将泥鳅煎至金黄，加水3碗，放虾肉50g，共煮汤食，口服1次。鲜核桃仁9g，补骨脂6g，共捣为泥状，用盐水送服，每日1次，此方可补肾固精。冬虫夏草加适量冰糖隔水炖，或与龙眼肉、核桃仁、红枣蒸熟服用，具有补肾益精功效。鸽蛋2个，煮熟去壳，加龙眼肉、枸杞子各75g，五味子10g，放碗中，加水蒸熟加糖服食，每日2次。

5. 掌握生殖常识，适度的性生活 可以使人生活美满，精神振作，保持愉悦的心境，对促进健康有益。但如性交无度，日行数次，则可致使阴精耗伤，日久阴损及阳，导致阳事不举，或举而不坚，或坚举时短，精神萎靡，情绪低落，还可使气血与湿热之邪搏结于下焦，导致前列腺疾病的发生。而青壮年过度节制房事，则可能长期处于半兴奋状态，同样可致气血与湿热蕴结，发生前列腺疾病。可根据每个人的身体强弱、工作繁忙程度、营养状况，选择身体、情绪及周围环境俱佳的情况下进行适度性生活，并注意性活动的方式方法，不断增进夫妇之间的感情，正确认识婚前遗精、手淫等生理现象及对婚后性生活的影响，减少不良性文化和不正确性知识的负面作用。

第二章 男性生殖健康常见诊断方法

近年来，随着西医学检查方法的发展，使男性生殖系统疾病的诊断水平得以明显提高。但是在男性生殖系统众多的检查和诊断方法中，病史、体格检查和实验室检查是最基本的，也是最重要的。因此，临床医师应耐心询问患者泌尿生殖系统的病史，认真进行体格检查，仔细分析各种检查结果，在此基础上才能尽快做出初步诊断，并有针对性地选择进一步检查方法，同时结合中医四诊准确进行辨病和辨证，以达到尽量减少患者身心痛苦和经济负担的目的。

第一节 临床常见现代男科检查方法

一、实验室检查

（一）尿液检查

尿液检查是男科基本的检查项目，对泌尿生殖系统疾病的诊断具有重要意义。许多男性生殖系疾病可通过尿液的异常表现出来，如前列腺、精囊、附睾的病变，所产生的分泌液排泄至尿道使尿液出现异常变化。若尿液标本收集不当可以直接影响检查的结果，要收集新鲜尿液并及时检查。

1. 尿液常规检查

尿液常规检查包括颜色、透明度、比重、酸碱度、蛋白、糖及尿沉渣显微镜检查。

（1）颜色 正常尿液呈淡黄色。液体摄入少时，尿液浓缩呈琥珀色；冬季室温较低时，磷酸盐沉淀，尿液呈灰白色。尿浓茶样，见于胆红素尿；红茶色而混浊见于血尿；红茶色而清晰见于血红蛋白尿；乳白色常为乳糜尿，见于丝虫病；服用呋喃类药物、四环素、维生素 B_2 后，尿色黄。

（2）透明度　新鲜尿应为清晰透明，放置后可有尿酸盐、磷酸盐或其他盐类结晶析出而发生混浊。如新鲜尿即混浊，见于血尿、脓尿、乳糜尿、结晶尿等。

（3）比重　正常尿比重为 1.003～1.035，晨尿常为 1.020 以上。尿比重增高见于糖尿病、急性肾炎、高热状态、脱水和周围循环衰竭时；尿比重降低见于精神性多尿，尿崩症及慢性肾炎肾功能不全者，可固定在 1.010 左右。

（4）气味　正常尿无特殊气味。泌尿系感染时，新鲜尿液即有腐臭氨味；糖尿病酮症酸中毒时可呈烂苹果气味。

（5）酸碱度（pH 值）　新鲜尿液呈弱酸性，pH 值为 5～7。受饮食影响，进食肉类食物者尿呈酸性；素食可呈中性或弱碱性；饭后多为碱性。在酸中毒、发热或服用氯化铵等药物时，尿液可呈较强的酸性；严重呕吐、碱中毒或服用碳酸氢钠类药物后，尿液呈强碱性。

（6）蛋白　正常尿液中含有微量蛋白 40～80mg/d，常规定性试验不能测出。尿液蛋白含量每日超过 150mg 即为蛋白尿。病理性蛋白尿见于肾小球或肾小管病变、感染、中毒及全身性疾病累及肾脏者。

（7）尿糖　正常尿液可有微量葡萄糖，用定性方法不能测出。过多食用糖类，如妊娠后期、哺乳期及情绪激动者等，均可引起一时性糖尿；持续性大量糖尿是糖尿病的特征，亦可见于甲状腺功能亢进症、脑垂体前叶功能亢进症、颅内压增高及慢性肝脏病等。

（8）显微镜检查　新鲜尿液需离心分离，取尿沉渣镜检。

1）白细胞：正常尿液中白细胞为 0～3 个 / 高倍视野，超过 5 个 / 高倍视野为异常；大量白细胞称为脓尿，常见于泌尿系感染。

2）红细胞：偶然出现于正常尿液中，大于 5 个 / 高倍视野为病理性，主要见于泌尿系损伤或疾病、出血性疾病、心功能不全及全身性感染等。

3）上皮细胞：正常尿液中可见到少量的鳞状上皮细胞和移行上皮细胞。出现肾小管上皮细胞（圆形上皮细胞），常表示肾小管有实质性损害。

4）管型：正常尿液中不含有管型。管型是蛋白在肾小管内凝固形成的，因其成分不同可分为透明管型、颗粒管型、上皮细胞管型、白细胞管型、红细胞管型、脂肪管型及蜡样管型等。尿液中出现多量管型，表示肾脏实质有病理性改变。

5）三杯试验：留取尿液标本前，先准备三个瓶子（或杯子），编好序号，以免搞错。在 1 次不停顿地排尿过程中，留取排尿开始时小便（前段尿）、排尿到一半时的小便（中段尿）和排尿终了时的小便（后段尿），各 10～20mL 送化验。用高倍显微镜观察尿内白细胞，以此可初步判断感染的部位。如果一个标本的红细胞或白细胞数，两倍于另一标本时，即有阳性意义。前段尿阳性表示前尿道有病变；后段尿阳性表示后尿道、前列腺、膀胱颈部或膀胱三角区有病变。如三杯小便基本一样，则为膀胱或以上尿路有病变。血尿患者如果终末尿出现血尿，病变来自生殖系统的可能性大。

2. 尿液细菌学检查

（1）尿液标本收集　必须遵循严格的无菌操作，采集中段尿。男性用肥皂水清洗尿道外口，再用清水冲洗，即可留取中段尿。包皮过长者，为防止包皮内细菌的污染，可将包皮翻开冲洗，再留取中段尿。

（2）尿液涂片镜检　不离心或离心后，取沉渣尿涂片用革兰染色镜检。每视野发现一个细菌，表示其含菌量 > 10^5/mL 尿，为尿路感染。

（3）尿液细菌培养计数及药敏试验：临床诊断意义较大。尿含菌量 > 10^5/mL 者，为尿路感染；$10^3 \sim 10^5$/mL 者，为可疑，需重复检查；< 10^3/mL 以下者，大部分是由污染所致。如培养阳性，应做药敏试验，以作为临床选用抗菌药物的参考。

（4）结核杆菌检查　留取 12 小时或 24 小时全部尿量，离心后做涂片染色找抗酸杆菌，连续查 3 天；亦可留晨起第 1 次尿液，取沉渣作涂片。

（二）前列腺液检查

前列腺液（EPS）检查主要用于明确前列腺炎的诊断，其方法有直接涂片、细菌培养、脱落细胞及免疫学检查。

1. 采集标本　用前列腺按摩方法采集标本让患者排尿后，采取膝胸位，检查者右手食指涂润滑剂后置于肛门外，可嘱患者张口吞气以放松肛门，待其适应后，再慢慢插入，直至触及前列腺，用力适中均匀，从前列腺的两侧向中线按压 2 ～ 3 次，然后由中线向肛门口按压 2 ～ 3 次，并挤压会阴部尿道，白色前列腺液便从尿道口流出。取样时，将流出尿道口的第一滴腺液弃去，再用玻璃片或玻璃管收集进行检验，如患者患有生殖系统结核，则不宜做按摩检查，以防引起结核扩散，急性炎症或疼痛明显时也应禁忌按摩。

2. 理化检查　正常时，前列腺液稀薄呈淡乳白色，有蛋白光泽，而炎症严重时分泌物浓厚，色泽变黄或淡红色，混浊或絮状物，并有黏丝。

3. 显微镜检查　取样后立即进行高倍镜检查，以免干涸。

（1）卵磷脂小体　正常前列腺液中卵磷脂小体几乎布满视野，圆球状，与脂滴相似，折光性强，发亮，分布均匀，大小不等，可略小于红细胞，也可小至红细胞的 1/4，炎症时卵磷脂小体减少，且有成堆的倾向，这是由于炎症时，巨噬细胞吞噬大量脂类所致。

（2）红、白细胞　正常前列腺液内红细胞极少，往往在炎症时才出现，但按摩手法过重也可人为地引起出血，此时镜检可见多数红细胞。正常前列腺内白细胞散在，高倍视野下不超过 10 个。炎症时因排泄管引流不畅，按压后可见成堆白细胞。如每高倍视野白细胞超过 10 ～ 15 个，即可诊断前列腺炎。

（3）颗粒细胞 在正常前列腺中还含有一些体积较大的细胞，即颗粒细胞，内含多是卵磷脂小体颗粒，有的是巨噬细胞，有的是吞噬细胞，发生炎症时及老年人多见。

（4）淀粉颗粒 系大小不一的分层状构造的嗜酸性小体，圆或卵圆形，微黄或微褐色，中央部分含小粒，系碳酸钙沉淀物质，淀粉颗粒随年龄而增加，故老年人患结石症较多，与疾病无明显关系。

（5）精子 如按摩触及精囊部也可在前列腺液中检出精子。

（6）滴虫 前列腺滴虫感染者可以检出滴虫，可将前列腺液加适量温盐水后立即镜检。

4. 细菌学检查

（1）标本采集 外阴及尿道口消毒后，按摩前列腺，收集前列腺液于消毒容器内，立即进行培养。

（2）意义 最常见的致病菌包括大肠杆菌、肠链球菌、金黄色葡萄球菌、结核杆菌。由于前列腺液本身的抑菌作用或按摩时未能触及病变区域等原因而找不到细菌时，应反复检查与培养。

（三）尿道分泌物检查

尿道脓性分泌物是化脓性尿道炎症的主要表现，分泌物的直接涂片及培养检查对确定病原菌具有重要意义。尿道分泌物有脓性、血性及黏液性。

1. 尿道分泌物直接涂片检查 新鲜涂片镜检，观察有无白细胞、红细胞、脓细胞、滴虫、精子、真菌及其他有形成分。若涂片镜检中查见大量白细胞或脓细胞时，多见于非特异性尿道炎、淋病、慢性尿道炎；如有红细胞或与脓细胞并存，多见于尿道损伤后感染、尿道肿瘤、尿道结石等。如白细胞内查到革兰阴性球菌，即淋病奈瑟菌，淋菌性尿道炎的诊断即可成立，其敏感性为95%～100%。如发现滴虫，表示泌尿系有滴虫感染。

2. 尿道分泌物培养

（1）淋球菌培养 尿道拭子接种巧克力琼脂平片，5%～10%CO_2环境中孵育24～72小时，淋病奈瑟菌直径为0.5～1mm、光滑、灰白色、透明的小菌落，革兰染色为阴性双球菌，肾形或成对排列，氧化酶阳性，触菌阳性，葡萄糖发酵试验阳性。必须指出，从尿道分泌物涂片中可能出现其他非淋球菌的革兰阴性双球菌，如黏膜炎双球菌、脑膜炎双球菌等，临床应加以鉴别。

（2）滴虫培养 取尿道分泌物放入蛋黄浸液培养液内，放37℃恒温箱内培养48小时，取培养液镜检。

（3）衣原体及支原体检查 衣原体和支原体是一种微小的微生物。衣原体和支原体感染不但可以引起非淋菌性尿道炎，还可引起男性不育，因此也越来越引起人们的重视。

（四）精液常规检查

精液检查是男子不育症患者诊治过程中一项重要项目。精液分析可反映睾丸精子发生及附性腺功能状况。在评价男性生育力方面，分析精子的数目和质量，可为临床寻找不育的原因和疾病诊断、疗效判定提供客观依据。精液检查证实无精子可作为男性绝育手术效果的重要指标。在人工授精过程中，筛选质量优良的精子，也要通过精液分析加以确定。精液检查也有其局限性，检查结果有人为误差和个体标本间的差异。因此，对不育的诊断应结合临床及某些特殊检查（精液的生化、免疫、内分泌等）综合分析才可得出正确判断。

1. 精液标本采集　精液收集前应嘱患者禁欲 3～5 天，应收集全份精液标本，收集精液的容器要清洁干燥，取精后立即或 30 分钟内送检。不宜用普通避孕套收集精液，因制作材料含有抑制精子活动的化学物质。

2. 精液物理性状检查

（1）颜色和气味　精液是一种半流体状的液体，有一定的黏度。用玻璃棒挑动黏丝长度为 3～5cm，倾倒时成为涌流。黏度过高或过低，均反映精液质量不佳，一般刚射出的精液为灰白色或灰黄色，自行液化后则为半透明的乳白色或灰黄色，长时间未排精人的精液则略带淡黄色，老年男性精液呈黄色，有的精液呈棕黄色或带血，则称为血精。正常精液标本具有刺激性气味，一般认为这种气味是由前列腺分泌液产生的。

（2）凝固与液化　刚射出的精液稠厚呈冻胶状，若不凝固可考虑有射精管阻塞或先天性精囊缺如。精液离体后 15～20 分钟内会逐渐液化，若液化时间延长或不液化，可能是前列腺液中的蛋白水解酶缺乏，多见于有前列腺和精囊疾病的患者。

（3）黏稠度　待精液完全液化后测定黏稠度。用吸管吸入一定量精液，当吸管移出精液时，精液从吸管口呈丝状拉出，一般认为精液黏丝 3～5cm 为正常。高黏稠精液常伴有液化不全面阻碍精子的穿透。

（4）酸碱度　精液 pH 值应在射精后 1 小时内测定。用精密试纸或 pH 仪检测精液。正常精液 pH 值为 7.2～8.0，当 pH 值增高到 8.0 以上多见于急性附性腺炎症或附睾炎患者，而慢性附性腺炎可使 pH 减至 7.2 以下，先天性精囊缺如或功能下降或射精管阻塞都可使 pH < 7。

（5）精液 1 次排出量　正常 1 次精液排出量为 2～6mL，精液量常与射精频度有关。每次射精量如少于 1mL 或多于 8mL，应认为异常。精液量病理性减少可提示附性腺功能性缺陷或存在逆行射精。先天性双侧输精管、精囊缺如患者精液量可为 0.2～0.5mL。精液量过多会降低精子密度，可能与禁欲时间过长或附性腺功能亢进有关。

3. 精子密度 是指每毫升精液中的精子数目，常采用血细胞计数器按红细胞计数方法测定。一般认为成年男子精子密度应大于 $15×10^6/mL$。精子密度少于 $15×10^6/mL$ 者为少精子症，小于 $5×10^6/mL$ 者称重度少精子症。精子总数是指 1 次射精的精子总数，即精子密度乘以精液量。精液量过高，精子总数正常，当精子密度降低，生育力下降。若精子密度正常而精液量过低，也会引起生育力低下。因此，精子密度与精子总数同等重要。

4. 精子的活率 精子活率指精子总数中活精子所占的比例。一般认为精子存活率 > 58% 为正常。

5. 精子活力测定 WHO 推荐的方法将精子活力定为 3 级：前向运动（PR）：精子活动良好，呈快速、活泼的直线前向运动。非前向运动（NP）：精子能活动，但方向不明确，呈非直线前向运动。不活动（IM）：精子不活动。正常精子活力为 PR 精子 ≥ 32% 或 PR+NP ≥ 40%。

6. 精子细胞形态学检查 精子形态是衡量男子生育力的重要指标。观察精子形态可采用精子涂片染色法，即用苏木素 – 伊红染色，然后在光学显微镜下计算 200 个精子中正常及各类畸形精子所占百分数。在精液中，形态正常的精子 ≥ 4% 即为正常。

7. 精液其他成分 正常精液中可见有极少量白细胞和红细胞或炎性细胞，正常人精液白细胞每高倍视野少于 5 个，白细胞增多，常提示炎症存在。

（五）精浆的生化检测

1. 果糖定量测定 精浆中的果糖是精囊的产物，可用于先天性精囊缺如和无精症的病因诊断。正常人精浆果糖含量为 6.7 ～ 25mmol/L，精囊的病变、射精管部分梗阻，雄激素缺乏均可使精浆果糖水平低于正常。先天性精囊缺如或射精管完全梗阻可致精浆中果糖消失。

2. 精浆酸性磷酸酶（ACP）测定 正常值为48.8 ～ 208.6U/mL，其与精子活力和代谢有关。慢性前列腺炎者 ACP 值下降，良性前列腺肥大或前列腺癌患者 ACP 则增高。

3. 精浆 α 葡萄糖苷酶 正常值为（42.7±20.9）IU/L，是由附睾上皮细胞分泌的一种特异性酶和标记酶，能在一定程度上反映附睾的功能及状态。

（六）男性生殖内分泌检查

男性生殖内分泌检查主要是通过测定血浆睾酮（T）和卵泡生成素（FSH）、黄体生成素（LH）、血清雌二醇（E2）、泌乳素（PRL）的含量，以及氯米芬（克罗米芬）刺激试验、促性腺激素释放激素（GnRH）刺激试验来判定下丘脑－垂体－性腺轴的生殖调节功能状态，并为分析睾丸功能衰竭的原因提供可靠的判断依据，对男性生殖疾病的诊断、治疗效果的监察有重要意义。

1. 睾酮（T） 睾酮是由睾丸 Leydig 细胞合成，主要由睾丸、肾上腺分泌。其主要功能是促进男性第二性征的发育，并维持他们的正常状态。正常人血清睾酮水平昼夜有差别，清晨是睾酮分泌高峰，因此在上午 9:00 取血为宜。睾酮分泌过多见于睾丸良性间质细胞瘤、先天性肾上腺皮质增生症。睾酮分泌不足见于垂体病变、甲状腺功能减低、原发性睾丸发育不良、高泌乳素血症等。

2. 血清雌二醇（E2）测定 男性雌二醇主要来自睾丸，正常值男性青春期为 0 ～ 11ng/L，成人为 0 ～ 10ng/L，血清 E2 浓度是检查丘脑下部 - 垂体 - 生殖腺轴功能的指标之一，主要用于青春期前内分泌疾病的鉴别诊断，也是男性睾丸或肝脏肿瘤的诊断指标之一。

3. 黄体生成素（LH）与卵泡生成素（FSH）测定 下丘脑合成和以脉冲方式分泌促性腺激素释放激素（GnRH），GnRH 进入垂体门脉系统，刺激垂体前叶细胞合成和释放黄体生成素（LH）和卵细胞刺激素（FSH），垂体 LH、FSH 也是以脉冲方式释放的。LH 可刺激睾丸间质细胞产生睾酮，同时睾酮反馈调节使垂体和下丘脑 LH 分泌减少。FSH 作用于支持细胞，促进精子的生成，而支持细胞又产生抑制素，抑制素负反馈调节致使 FSH 分泌减少。LH 正常值男性成人为 5 ～ 28U/L，FSH 正常值男性成人为 3 ～ 30U/L。FSH、LH 正常基本上可以除外生殖内分泌疾病。LH 及 FSH 两者均低提示下丘脑或垂体病变，从而影响睾丸间质细胞合成睾酮，睾酮水平也相应降低。LH 及 FSH 升高表明由于睾酮水平低，不能反馈 FSH 及 LH 分泌所致。因此病变往往发生在睾丸本身。当 LH 降低而 FSH 正常，睾酮减低多见于 LH 缺陷。

4. 泌乳素（PRL）测定 泌乳素（PRL）是腺垂体产生的，对男性性功能的影响起重要作用，在睾酮存在条件下，对男性前列腺及精囊的生成有促进作用，还可增强 LH 对支持细胞的作用，使睾酮合成增加。正常值男性为 0 ～ 20μg/L，泌乳素异常受多种因素影响，一般高于正常 1 倍以上才有意义，高于正常 10 倍多为垂体肿瘤且 PRL 升高常伴有睾酮下降。

5. 促性腺激素释放素（GnRH）实验 该实验适用于鉴别丘脑及垂体病变，受试者清晨空腹取血后，将 GnRH50 ～ 100μg 溶于生理盐水 5mL 静脉推注，于 15、30、60、90、120 分钟取血测 LH。正常男性成年人在 15 ～ 60 分钟时 LH 升高 2 倍以上，否则考虑垂体病变，正常反应或延迟反应（峰值在 60 分钟后出现）考虑下丘脑病变，如 Kallman 综合征，或应用 GnRH 240 ～ 250μg 溶于生理盐水 500mL 内静脉滴注，4 小时滴完，在输液前 20 分钟及注药当时及注药后 15、30、45、60、90、120、150、180、240 分钟测 LH，通常出现 2 个高峰，15 ～ 60 分钟时为第 1 高峰，90 ～ 120 分钟为第 2 高峰，前者为垂体释放功能，后者为合成储备功能。因此，注药后无反应表明垂体病变，2 峰延迟发生为下丘脑病变，仅有第 1 峰，无第 2 峰则意味着垂体释放功能正常但合成或储备功能异常。

（七）男性生殖系肿瘤标记物检查

肿瘤标记物：是指在血液或其他体液中能指示肿瘤存在的生化物质。瘤标检查的临床意义在于它有助于肿瘤诊断、疗效监测、追踪随访、预后判断。

前列腺特异性抗原（PSA）：PSA 是正常或癌变前列腺上皮细胞内浆小泡产生的糖蛋白，在精液中浓度比在血清中高 105 倍，为 0.5～5mg/mL，而正常人血清的浓度很少超过 10ng/mL。其主要生物学作用是分裂精液中主要的胶体蛋白 Semeno-gelinI、Ⅱ和纤维粘连蛋白成为小分子肽，增加精子的活动度，参与液化。

总 PSA（t-PSA）：血清中能检测出的所有 PSA 分子形式，可分为游离的 fPSA，结合 PSA 为 PSA-ACT。现在血清中 fPSA 和 PSA-ACT 可以测到，代表总 PSA 即 tP-SA。PSA 半衰期为 2～3 天，清除靠肝脏。游离 PSA 分子也可以通过肾排出，半衰期为 2～3 小时。

血清正常上限，酶免疫法为 4ng/mL。如为 4.0～10.0 ng/mL，可参照 PSA 密度（PSAD）、fPSA/tPSA 比值及 PSA 速度。

前列腺特异性抗原密度（PSAD），如果 PSAD＞0.15，可能是前列腺癌，而前列腺增生多低于 0.12。

fPSA/tPSA 比值：fPSA 即血清游离 PSA，tPSA 即血清总 PSA。以 0.15 为上限，比以 tPSA＞4.0ng/mL 作为筛选前列腺癌的指标更具敏感性和特异性。

二、男性生殖系活组织检查

（一）睾丸活组织检查（简称睾丸活检）

通过睾丸活检来了解睾丸生精功能及生精障碍的程度，帮助鉴别睾丸病变性无精症和梗阻性无精症，以评估生育能力并能提供直接资料，对提供诊疗方案和预后有一定的参考价值。

1.适应证 简而言之，当无精子症患者睾丸体积正常、输精管可触及、血清卵泡刺激素（FSH）水平正常、血清抗精子抗体阴性时，可以进行睾丸活检。

2.活检方法

（1）经阴囊皮肤穿刺活检 1% 普鲁卡因局麻，用粗的组织穿刺针吸收睾丸组织条切片或用带倒钩的针刺入睾丸内，回抽时倒钩带出睾丸组织送病理切片检查。

（2）手术方法 术者用左手拇指、食指将睾丸固定于阴囊皮肤下，避开附睾，做局部麻醉，切开阴囊皮肤，逐层分离阴囊壁各层组织，切开睾丸鞘膜壁层，用小拉钩显露切口，并在此处睾丸白膜上切一个小切口，轻轻挤压睾丸组织，直接用锐利的小剪刀剪下一小块凸出白膜外的睾丸组织，大小为 $4mm^3$，取材后缝合伤口。

3. 睾丸组织的病理检查　显微镜下对睾丸活检切片应全面观察，重点注意观察的内容包括曲细精管的形状、管径大小、曲细精管界膜、曲细精管各级生精细胞数目、形态结构、各阶段的细胞组合、间质细胞的数量和形态等。

睾丸活检基本的病理变化有下列几种。

（1）生精发生低下　以精原细胞在内的各级生精细胞数量减少为特征。

（2）生精过程停止　常见停滞在精母细胞阶段，见不到精子。

（3）曲细精管透明变性　曲细精管发生纤维化。

（4）唯支持细胞　仅见支持细胞，无各期生精细胞。

（5）未成熟睾丸　其特征为曲细精管径很小，无精子发生。

通过睾丸组织的病理观察，对精子的发生障碍可做出定性判断。通过 Johnsen 的10 级积分法可对精子发生及精子发生障碍的程度做出定量的判断。Johnsen 积分共 10级，积分越高，精子发生越好；反之，精子发生障碍越重。10 级积分法标准见表 2–1。

表 2–1　Johnsen 10 级积分法

积分	组织学标准
10	完好的精子发生和许多精子，生精细胞层次规则
9	有很多精子，但生精细胞排列紊乱，管腔内有脱落的生精细胞
8	切片中仅发现少量精子（< 5～10）
7	无精子，但有许多精子细胞
6	无精子，仅少许精子细胞
5	无精子及精子细胞，但有较多精母细胞
4	极少量精母细胞，而无精子和精子细胞
3	仅有精原细胞
2	仅有支持细胞，无生精细胞
1	完全透明变性，曲细精管中无细胞可见

4. 睾丸活检的临床意义

（1）睾丸活检正常，而精液无精子，首先应考虑梗阻性无精子。

（2）生精功能低下型，精液检查往往属于少精子症。

（3）成熟障碍型或生精阻滞型，若能除去引起睾丸损害因素，常能取得良好的效果。

（4）睾丸严重病变，即使用多种方法也难以恢复生育能力的情况：①唯支持细胞综合征。②克氏综合征。③严重生精障碍型。

（二）前列腺穿刺活组织检查

1. 穿刺指征

（1）直肠指诊发现前列腺可疑结节，任何 PSA 值。

（2）经直肠超声或 MRI 发现可疑病灶，任何 PSA 值。

（3）PSA > 10ng/mL。

（4）PSA4 ～ 10ng/mL，fPSA/ 总 PSA 比值可疑或 PSA 密度值可疑。

2. 穿刺前准备

（1）预防性抗菌药物的应用　经直肠超声引导前列腺穿刺活检术之前，应常规口服或静脉预防性应用抗生素，喹诺酮类药物是首选，经会阴前列腺穿刺前不需要预防性应用抗生素。

（2）肠道准备　经直肠前列腺穿刺活检前清洁肠道是常规操作，开塞露可代替灌肠，建议穿刺前用碘伏清洁肠道。

（3）围手术期抗凝及抗血小板药物的使用　对于有心脑血管病风险、支架植入病史的长期口服抗凝或抗血小板药物的患者，围手术期应综合评估出血风险及心脑血管疾病风险，慎重决定相关药物的使用。

3. 穿刺方法　多采用超声引导经会阴前列腺穿刺活检或经直肠前列腺穿刺活检。

（1）超声引导经会阴前列腺穿刺活检　患者取截石位，将阴囊托起，会阴部常规碘伏消毒、铺巾。经直肠置入超声探头，应用穿刺定位架，直肠超声引导下于距离肛门上方约 2cm 中线两侧进行前列腺穿刺。一般施行 12 针系统穿刺，MRI 异常、直肠指诊触及异常结节或术中超声监测发现异常结节处增加 2 ～ 3 针。穿刺结束后，予以纱布加压包扎会阴穿刺部位。

（2）超声引导经直肠前列腺穿刺活检　目前仍被较广泛地应用于前列腺癌的诊断。患者通常采用左侧卧位，膝盖和臀部弯曲 90°，臀部朝向术者。穿刺前应进行直肠指检，评估前列腺结节及肛门情况。常规消毒，经肛门置入超声探头，测定前列腺体积，观察前列腺水平面和矢状面的超声图像表现，注意异常回声的位置和特征。局部浸润或神经阻滞麻醉后，在超声引导下，使用穿刺枪对前列腺进行 8 ～ 12 针的系统穿刺，由前列腺尖部至基底部分别对前列腺两侧叶进行穿刺采样，在对外周采样时应尽可能靠后靠外侧。对可疑病灶，进行每个病灶 2 ～ 4 针的靶向穿刺。

4. 并发症　经直肠前列腺穿刺可能出现的并发症有感染、尿道大出血和直肠出血。术后尿道少量出血比较常见，但一般会很快恢复正常，不需特殊处理。

三、尿流动力学检查在男科中的应用

传统的尿动力学（urodynamics）是指利用流体力学的基本原理，来研究尿路功能和功能障碍性疾病的一门科学。泌尿系统与男生殖系统是极其密切相关的两个不可分割的系统，男科疾病可影响贮尿与排尿功能，下尿路疾病亦可影响勃起与射精功能，有时两者互为因果或同时发生，因此有必要将勃起功能与排尿功能进行联合研究，许多临床诊断方法可同时用于检查排尿功能和勃起功能。尿流动力学检查在男科疾病诊断中的作用已日益受到重视。目前，临床上常用的检查技术主要有尿流率测定。

尿流率是指单位时间排出的尿量，常以 mL/s 为单位，主要反映下尿路梗阻性疾病，但不能区分梗阻是机械性或动力性原因。因该项检查无创伤、简便，为尿流动力学的最基本检查，常用于下尿路功能性疾病的筛选，亦可作为评价疗效的客观指标。尿流率主要参数有最大尿流率（Qmax）、平均尿流率（AFR）、排尿时间（VT）、尿流时间（FT）及排尿量（VV）等，其中 Qmax 最为重要。

Qmax 是判断排尿状况的重要指标：Qmax > 20mL/s 为正常，Qmax < 10mL/s 为异常，居于两者之间为可疑异常。由于尿流率受膀胱收缩和尿道阻力共同影响，因此低尿流率本身并不能直接说明其产生原因是下尿路梗阻抑或膀胱无力。只有在排除逼尿肌收缩无力后，才能将低尿流率归因于尿道梗阻，同时只有在了解逼尿肌收缩能力的基础上，才能将尿流率降低的程度与尿道梗阻的程度联系起来，否则将会得出错误的结论。除此之外，年龄、尿量、体位、心理因素及排尿时尿线落到集尿器的部位对结果亦有影响，应予注意。对结果可疑者应重复检查。

正常尿流率曲线为一个连续无波动的抛物状曲线，上升支较快而下降支略缓慢，曲线尖峰出现在前1/3时间内，排出尿量占45%。异常的尿流率曲线有低丘斜坡曲线、间断排尿曲线、低平台曲线、点滴排尿曲线等。有时可根据曲线的形态初步判断疾病的性质，如低丘斜坡曲线常为膀胱出口梗阻的早期表现，而晚期则为低平台曲线或间断排尿曲线。间断排尿曲线尚可能为神经肌肉病变致逼尿肌收缩无力而借助腹压增加排尿所致，此时必须与膀胱测压同步检查方能明确诊断。

四、超声在男科中的应用

随着超声技术的进展，特别是高分辨力的经直肠超声显像在男科的应用，已能清晰地显示前列腺的细微结构，并可引导前列腺可疑部位的穿刺活检和介入性治疗，极大地扩展了超声在男科应用的范围。

（一）前列腺及精囊疾病的诊断

1. 探测方法　前列腺和精囊的探测方法主要有经直肠探测法和经耻骨上腹部探测法。

（1）经直肠探测法　检查时，患者可取左侧卧位或截石位，采用杆状探头，套上避孕套，直接放入直肠内，注意倾斜探头角度与直肠走向一致，调节探头深度并旋转探头以便多方位地进行前列腺检查。观察前列腺大小（上下径、厚径、横径）、形态、内部回声及边界、有无结石及囊变；经彩色多普勒成像观察前列腺内血流情况。

（2）经耻骨上腹部探测法　经耻骨上腹部探测是一种最简单的方法，检查前让患者适度充盈膀胱，耻骨上涂以超声耦合剂，探头置于耻骨上，略向尾部倾斜，进行横切扫查和纵切扫查。

2. 正常前列腺和精囊声像图

（1）经直肠探测声像图　经直肠超声所获得的前列腺图像与低倍显微镜所见的解剖结构相似。横切面图上前列腺呈半个月形或新月形，左右对称，包膜光滑、连续、整齐，呈强回声光带，内部回声因区带有所不同，移行区、尿道周围腺和尿道内括约肌呈低回声，中央区和周边区在声信图上难于分辨，均匀等回声。纵切面图上前列腺近似椭圆形，包膜光滑、连续、整齐，内部回声也因区带有所不同。中央区内可见射精管形成的管道，形似鸟嘴，故称鸟嘴征，该征的消失提示射精管周围有癌肿侵犯。膀胱颈和尿道可作为正中矢状切面的标志，尿道内口微微凹入，后尿道呈纤细条带状回声，排尿时实时动态观察，可见尿液自尿道内口流经后尿道到达前列腺下端膜部尿道的流程，呈条形暗区。

（2）经耻骨上腹部探测声像图　经耻骨上腹部探测法，膀胱憋尿作为透声窗，超声通过腹壁和膀胱到达前列腺和精囊。横切面图上，前列腺呈左右对称的栗形或三角形，包膜呈光滑整齐的强光带，内部为均匀散在的细小光点，一般不易分辨各区带。在前列腺基底部两侧，各有一片呈柳叶状的低回声区，是为精囊，不可误认为输尿管积水。纵切面图上，前列腺呈椭圆形，包膜回声光整，内部回声均匀，正中矢状切面可见到尿道内口呈微微凹入状。

3. 病理声像图

（1）前列腺增生　前列腺增生是老年人常见病。增生发生于尿道周围腺及移行区，增生的结节逐步增大，压迫中央区及周边区，形成所谓外科包膜。从40岁开始，前列腺已开始增生，50岁以后才逐渐出现症状，主要表现为排尿困难和尿频。声像图上，前列腺轮廓增大，各径线超过正常值，但厚径增大比横径更明显，使前列腺的形态变圆，接近球形。包膜回声连续、整齐、内部回声细小、均匀，但有些病例内部回声不均匀，可见球形的增生结节和呈弧形排列的结石。基质增生形成的结节呈低回声，腺体增生形成的结节呈高回声，结节周围通常有一圈无回声的晕，这样使得前列腺增生有时难与前列腺癌鉴别。经直肠超声显像能够准确地测量前列腺的各径线和体积，从而帮助判断前列腺有否增生。正常前列腺大小40mm×30mm×20mm。

（2）前列腺癌　前列腺癌过去常依赖于直肠指诊，但准确性不高，容易遗漏早期病例。经直肠超声显像对于早期发现前列腺癌具有特别重要的意义。前列腺癌呈多灶性发生，但大多数发生在前列腺的周边区。

（3）前列腺囊肿　声像图上，前列腺内出现圆形或椭圆形液性暗区，并见后壁增强效应；囊肿一般局限于前列腺内，也可向膀胱腔内凸入。大囊肿压迫尿道，出现下尿路梗阻的声像图改变。

（4）前列腺结石　前列腺结石常见于 50 岁以上男性，容易与前列腺炎、前列腺增生伴发。前列腺结石在经直肠超声显像上显而易见，呈强回声光团、光斑或光点。通常可见 4 种结石类型：①单个结石型一般较大，呈强回声光团，可伴有声影。②散在结石型遍布前列腺内，一般很小，无声影。③环形结石型围绕尿道，形成一圈强回声环。④马蹄形结石型均伴有前列腺增生，位于移行区与周边区之间，呈弧形排列，结石较大或聚集很密时出现声影。

（5）前列腺炎　急性前列腺炎症状典型，有发热、尿频、尿急、尿痛、腰部疼痛和排尿困难。根据病史、直肠指诊和血象，临床容易做出诊断。声像图上有 3 个主要特征：①尿道周围出现低回声晕。②腺实质回声不均匀，出现多个低回声区。③前列腺周围因前列腺静脉丛充血、肿胀，出现无回声区。

（6）精囊疾病　精囊隐蔽、深在，一般检查不易发现。经直肠超声显像能清楚显示精囊形态和结构，为精囊疾病的诊断提供了可靠的方法。精囊的病理改变一般都有特殊的症状，如血精，或者无症状，在经直肠超声检查时偶然发现。精囊炎常伴发于前列腺炎，声像图上，精囊扩大、变形，回声杂乱，不均匀。偶尔发展为精囊脓肿，呈囊性和实性交错的混杂回声。精囊囊肿常发生于一侧精囊，呈无回声区，囊壁光滑、细薄，后壁回声增强。精囊结石在声像图上很容易辨认，为精囊腔内的强回声光团，伴有声影，精囊形态、大小正常。精囊肿瘤大多数为前列腺癌侵犯所致。

（二）阴囊内疾病的诊断

1. 探测方法　阴囊超声探测常规取仰卧位，托起阴囊，阴茎用胶布固定于腹壁上。隐睾、精索静脉曲张和斜疝的探测则应取站立位，使隐睾和疝下降，精索静脉充盈，易于找到和显示病变。采用纵切、横切和斜切扫查，但纵切扫查获得的信息最多。

2. 正常睾丸和附睾声像图　正常睾丸呈卵圆形，内部回声细密、均匀，边界回声清晰、明亮。有时鞘膜腔内可见少量液体回声。纵切面上睾丸上极后方可见到附睾头，呈半圆形或新月形，回声强度与睾丸近似，睾丸中部后方可见到附睾体，附睾尾则很难显示。正常睾丸大小：长度 4 ～ 5cm，宽度 3cm，厚度 2.5cm，体积通常为15 ～ 25mL。

3. 病理声像图

（1）睾丸肿瘤　声像图上有多种改变，但绝大多数表现为低回声团块。精原细胞瘤呈均匀低回声团块，没有囊性区和回声增强灶。非精原细胞瘤呈不均质性团块，可见囊性区和回声增强灶。相反，睾丸内均质性高回声团块通常都是良性的，一旦均质性发生改变，提示有恶变的可能。也应指出，并非睾丸内所有的低回声团块均为肿瘤，许多良性疾病如脓肿、腺瘤等也表现为低回声团块，因此，应注意鉴别。

（2）隐睾　声像图上，隐睾常很小，呈椭圆形，内部为低回声，边界清晰。超声一般不易探测到隐睾，应注意在上述部位寻找。腹内隐睾在充盈的膀胱周围和同侧肾脏下极附近可以找到，腹股沟管内隐睾及阴囊上方隐睾由于位置表浅，相对容易找到。

（3）急性睾丸炎　声像图表现为睾丸轮廓增大，内部回声细密、均匀，亮度中等，与精原细胞瘤相似，需结合病史和体征加以鉴别。

（4）睾丸血肿　声像图表现为睾丸内出现低回声区，形态不一，应结合病史与睾丸肿瘤鉴别。

（5）睾丸扭转　声像图表现为睾丸增大，呈中等回声，睾丸周围可见少量液性暗区，结合病史可与绞窄性疝鉴别。

（6）附睾炎　声像图上附睾轮廓增大，内部回声不均匀，可见斑片状低回声区，表面皮肤增厚。正常情况下不易见到的附睾尾部也肿大，呈中等回声，形成脓肿者，出现低回声。急性附睾炎可伴有睾丸肿大，水肿明显可影响睾丸血供，引起局灶性或散在性梗死灶，出现低回声区。

（7）附睾结核　附睾结核的声像图与附睾炎相似，出现钙化强回声和声影时才能鉴别。

（8）鞘膜积液　鞘膜积液在超声图像上很易辨认，表现为睾丸周围有一圈无回声区。液体包绕睾丸并延伸到精索者为婴儿型鞘膜积液。积聚的液体位于精索部位，不与睾丸相关者为精索鞘膜积液。交通性鞘膜积液由于交通的腔隙小，超声很难发现，不易与婴儿型鞘膜积液鉴别。

（9）精索静脉曲张　曲张的静脉丛在超声图像上表现为束状的囊肿样的无回声区和匐行的管状结构，多数发生在左侧阴囊，可发现患侧精索静脉血流速度减慢。

五、计算人体层成像（CT）在男科中的应用

（一）基本原理

当X线射入人体时，部分X线被组织吸收，X线强度因而衰减，未被吸收的X线信号被检测器接受，经放大并转化为电子流，借模拟/数值转换器将输入的电信号转化为相应的数字信号后，输入电子计算机处理运算、重建图像以供诊断。

（二）前列腺的 CT 检查

1. 前列腺正常 CT 解剖　前列腺位于耻骨联合后，前缘为直肠筋膜，上缘抵膀胱颈，下缘至尿生殖膈分为 5 个小叶，尿道前为前叶，尿道后为中叶和后叶，两侧为侧叶。在成年人除两侧叶外，其他三叶均很小。前列腺为圆形或卵圆形、密度均匀的器官，两侧为对称的提肛肌。CT 不能区别腺体、包膜和尿道。由于前列腺边缘在脂肪组织的衬托下，显示边缘清晰且光滑，仅下部缺乏脂肪，部分人不能与肛肌区别。

2. 前列腺疾病 CT 诊断的评价　前列腺 CT 诊断依赖于对其大小、形态、密度变化的认识。在图像上对前列腺大小的测量是比较精确的。其大小随着年龄增加而增大，就所谓的正常值而言，青年时前后径为 23mm，左右径和上下径为 30mm；60～70 岁以上则前后径为 43mm，左右径和上下径达 50mm。然而，前列腺中叶增生的部分患者即使临床症状明显，其大小可不超过正常值。前列腺的轮廓可以表现为不对称或不规则。良性前列腺肥大可表现不规则增大，但轮廓上分叶状孤立结节对肿瘤诊断是有益的。由于前列腺下部缺乏脂肪组织，鉴别直肠前壁和前列腺后缘有一定难度。前列腺和膀胱底间的分界，在 CT 轴位像上也难以区别。前列腺 CT 值测量价值有限，正常前列腺组织、前列腺增生和前列腺癌，组织间 CT 值无显著差异。仅在囊性变、脓肿或注射造影剂后肿瘤坏死区不强化等方面观察密度有一定价值。

3. 前列腺疾病的 CT 诊断

（1）前列腺增生　前列腺增生又称良性前列腺肥大，是老年性疾病，50 岁以上成人发病率接近 80%。前列腺增生呈圆形或卵圆形，两侧对称或不对称地肥大，边缘清楚，密度均匀。增生的前列腺向上推压膀胱底，使其升高或呈"双叶"征象，并可以突入到膀胱腔内形成膀胱内肿块，但此时膀胱壁是完整的。一般前列腺增生其周围脂肪间隙清晰，精囊角正常，但明显增大时其周围脂肪间隙受压，甚至提肛肌和闭孔内肌与前列腺不能区分，精囊也可移位，同时可能见到后尿道扩张。重者可见肾盂积水。若前列腺大小正常，CT 图像上可见膀胱颈下腺体结节状增生并凸入膀胱内，形成所谓中叶肥大。轻度前列腺增生其上界多在耻骨联合上缘 10～15mm，中度到重度增生常超过耻骨联合上缘 20～30mm。

（2）前列腺癌　前列腺癌 95% 以上为腺癌。早期癌表现为位于包膜内的结节，在密度上无特异性表现，CT 显示有一定的限度。若为黏液样癌则可显示低密度病灶，因其含黏液成分特别在增强检查时低密度病灶更为明显，此种癌较为罕见。前列腺癌好发于前列腺外周部，当肿瘤生长超过包膜时，前列腺呈结节状不规则的边缘或分叶状。大的肿瘤内出现坏死时，前列腺密度不均匀。前列腺和直肠周围脂肪组织的密度增高且出现强化，常是肿瘤浸润的表现，然而直肠由于受到直肠膀胱筋膜的保护，不易受侵犯。肿瘤可通过尿道黏膜累及膀胱或直接侵犯膀胱壁，在膀胱充盈时，显示膀胱壁局限性增厚及轮廓不规则。前列腺癌易侵犯的是精囊，CT上表现为膀胱精囊角变窄或完全消失，两侧明显不对称。CT对判断前列腺癌淋巴结转移的准确率较高，为80%～90%。某些情况下，转移性淋巴结肿大和非特异性淋巴结肿大难以鉴别，一般而言大于1.5～2.0cm的淋巴结有诊断意义，1～1.5cm的淋巴结应疑为转移，小于1.0cm者不能认为转移。

（3）前列腺炎性病变

1）非特异性前列腺炎：急性前列腺炎可见前列腺增大，边缘规则且光滑，与正常前列腺在密度上无明显改变，少数病例，前列腺中可见略低密度区。包膜外的炎性浸润使得其周围脂肪组织密度增高，单纯从影像学上难以与肿瘤相鉴别。应结合临床资料进行诊断。

2）前列腺脓肿：前列腺内单个或多个散在不规则的低密度区。增强检查呈边缘强化，而液体区不强化。如脓肿穿破包膜，在前列腺周围组织内形成弥漫性炎性浸润和液体潴留。

3）前列腺结核：前列腺结核常与泌尿系结核同时存在。坏死、干酪化、空洞形成，在CT上表现为低密度区，还可伴钙化。

（三）外生殖器的CT检查

1. 外生殖器疾病CT诊断的评价　多数外生殖器肿瘤在临床体检中，触诊即能明确其大小、形态、质地，并易获取病检。睾丸肿瘤在超声图像上与正常睾丸比较几乎都呈中或低回声，且极易检查。CT较少对外生殖器原发灶进行诊断，尤其尿道断裂、阴茎折断、出血和睾丸扭转等均不是CT检查的适应证。CT主要用于这些器官恶性肿瘤的分期，特别是转移淋巴结和远道转移。

2. 外生殖器疾病的CT诊断

（1）隐睾　CT用于临床上未扪及睾丸的定位。隐睾常位于睾丸下降的行程内，即腹膜后、腹股沟、阴囊上部等处，呈卵圆形软组织密度影，直径1～2cm，边界清楚。隐睾停留在腹股沟处占70%，由于两侧腹股沟组织对称，且能区分精索，所以绝大多数隐睾能准确定位。在腹腔停留的隐睾因受肠袢、血管、淋巴结的影响，约40%呈假阴性。若隐睾大于3～4cm，应考虑恶变。

CT不能诊断隐睾的炎性病变或睾丸扭转，对于隐睾的钙化或增大的淋巴结、肠袢、血管的鉴别有一定限度。由于腹膜后位的隐睾假阴性比较大，所以即使CT无发现，也不能提示单侧睾丸或无睾丸症。

（2）睾丸恶性肿瘤　肿瘤多为单侧，CT不能诊断精原细胞癌或非精原细胞癌（包括畸胎癌、胚胎癌）。其共同的CT表现为睾丸增大，呈边界清楚的肿块，密度不均匀，常可见到液化坏死的低密度区，增强扫描实质部分呈不同程度的强化，常伴有盆腔和腹膜后淋巴结转移。

（3）睾丸鞘膜积液　鞘膜积液呈水样密度，分界清楚，密度均匀，与睾丸密切相连，增强扫描无强化。在 CT 上积液多为偶然发现。

（4）精索肿瘤　CT 表现无特征性，显示为腹股沟管内圆形或卵圆形肿块，边缘清楚，密度不均匀，中心区常见低密度区。由于特定的位置，不难与睾丸和附睾的肿瘤鉴别，但不能与隐睾肿瘤鉴别。

（5）阴茎癌　就阴茎癌原发灶而言，无须做 CT 检查。CT 只是辅助检查癌肿沿腹股沟和髂淋巴结的转移，以及闭孔肌的改变；上腹部检查可以发现肝脏的转移等；也可以用来追踪观察进展性肿瘤对放疗或化疗的反应。

六、磁共振成像技术在男科中的应用

磁共振成像（MRI）由于其特殊的成像原理及优异的空间分辨力，能清晰多方位地显示解剖形态，而且能提供病变组织病理生化方面的信息。在研究诊断治疗有关男性疾病的领域中，MRI 的诊断价值引人注目。

（一）前列腺病变的 MRI 检查

1. 前列腺炎　MRI 与 CT 一样在诊断前列腺炎时均不敏感，易与前列腺增生肥大混淆，T_1WI 可表现局部的更低信号，T_2WI 显示为稍高的不均信号，当形成前列腺脓肿时，则有特殊价值。脓液在 T_1WI 为低或高信号，T_2WI 出现界限分明的分叶状、团状高信号；如 MRI 无异常信号，结合临床资料可对前列腺癌、慢性前列腺炎做出鉴别诊断。

2. 前列腺增生　前列腺增生是老年人的一种常见病，多见于中间叶及外侧叶，随着病变的进展，增生的结节渐次长大，压迫、推移残余的腺体而形成清楚、完整的包膜。MRI 对前列腺轻度增生不敏感，更无特异性。但对中度以上的增生有明确信号改变，表现为：前列腺增大，横断面于耻骨联合上 2cm 层面仍可见前列腺信号；T1WI 移行区出现低信号，T2WI 呈等或高信号。当局限性增生时，可发现环形假包膜的低信导，弥漫性增生时，压迫周围组织，可无包膜环。矢状面、冠状面常见增生的前列腺造成膀胱底部变平、增宽及凸入膀胱。

3. 前列腺癌　前列腺癌好发于老年人，由于发生于周边区，所以待出现明显症状而就诊时多已属晚期而失去治疗的宝贵机会，早期诊断是面临的大课题。但遗憾的是，至今仍无准确可靠的手段。直肠指诊不失为首选的检查方法，MRI 在协助临床进行分期诊断上有不可替代的作用，通常可通过了解前列腺周围组织有无受侵而做出诊断。此外，MRI 在观察放疗疗效及术后有无复发方面也有优势。

（二）睾丸、阴囊与精囊病变的 MRI 检查

1. 隐睾症　由于隐睾常引起不育症，其恶性变的危险性又远大于正常睾丸，所以检查和治疗隐睾症很有必要。可触诊的隐睾发现不难，不易触诊的隐睾则需借助其他检查方法。而 MRI 对隐睾的定位不失为一种可靠、敏感又无损伤的方法。

由于隐睾可位于肾门至阴囊间的任何位置，所以，MRI 常规首先采用横断面，扫描范围包括肾至阴囊区，重点观察腹股沟内环附近，如有所发现再用冠状面扫描。正常睾丸 T_1WI 信号低于脂肪，T_2WI 信号则与脂肪信号相等或略高。睾丸白膜则呈线状低信号。隐睾均有程度不等的萎缩，且富含纤维，所以，T_2WI 呈明显低信号，易于辨认。若在睾丸下降通道内未发现睾丸，则应考虑隐睾异位，得反复观察前腹壁、股三角、会阴和阴茎根部。隐睾患儿大多伴有腹股沟斜疝。如在隐睾前端发现充满液体的囊状高信号，则应考虑合并交通性鞘膜积液或腹股沟斜疝可能。

2. 睾丸鞘膜积液　睾丸鞘膜积液一般只需专科医生触诊及超声检查便可确认。但当积液量很大或疑有伴发睾丸肿瘤时则需进行 MRI 扫描。MRI 扫描无疑较超声更为准确，尤其在判断睾丸内或睾丸外病变方面。睾丸鞘膜积液呈长 T_1、长 T_2 信号改变，而正常睾丸为稍长 T_1 和 T_2 信号，两者信号有一定重叠，但是包绕睾丸的筋膜（白膜）坚韧，富含纤维组织，于 T_1WI、T_2WI 像上均为线状低信号，可借此清楚区分睾丸与睾丸鞘膜积液。

3. 血精　MRI 可显示精囊的精细结构和信号强度改变，对顽固性血精的病因、定位诊断及后续治疗选择具有重要参考价值。

血精患者 MRI 影像常可出现下列几种特征性改变：①精囊内信号强度改变：往往反映精囊内出血情况。②精囊增大或囊性扩张：表现为单侧或双侧精囊呈不同程度的增大或囊性扩张，其精囊宽度超过 1.7cm，或精囊内腺管结构呈囊状扩张。管径 > 5mm，可伴有或不伴有精囊内信号强度的异常改变。③精道远端区域囊肿形成：前列腺小囊囊肿和苗勒管囊肿均位于前列腺中线区域，但通常前者不超越前列腺轮廓，有开口与尿道相通，偶有射精管异常开口出现于小囊内。而后者常超越前列腺后上方边界，一般与尿道、射精管及精囊均无交通，在 MRI 矢状面图像上可呈特征性泪滴状。④精道远端区域结石形成：但 MRI 对结石、钙化的敏感性和分辨率不及 CT 和 B 超。如血精是由于前列腺癌、精囊肿瘤、睾丸肿瘤等少见病因所致，则在 MRI 下可观察到肿瘤相关特征性影像学表现。

七、其他相关检查

阴茎勃起功能检测主要是通过硬度检测仪实时监测阴茎勃起的硬度和维持时间，通常分为夜间阴茎勃起硬度监测（nocturnal penile tumescence and rigidity，NPTR）和视听性刺激（audiovisual sexual stimulation，AVSS）检测两种模式。自 RigiScan 阴茎硬度测量仪问世以来，NPTR 和 AVSS 在泌尿外科及男科学领域中得到了广泛的应用。

1. RigiScan　20 世纪 40 年代，Halverson 和 Ohlmeyer 相继描述了婴儿与成人在睡眠状态下可发生阴茎勃起的现象，认为该现象是人体潜意识阴茎活动的客观表现，受主观因素影响相对较小。在睡眠状态下，除非勃起生理结构（包括血管、神经和海绵体组织等）出现病患，否则阴茎均会间断性地自发勃起。通常每晚会发生 4 次，累计勃起时间近 1 个多小时，这就是 RigiScan 的 NPTR 检测的生理学基础。RigiScan 阴茎硬度测量仪主要通过检测并记录阴茎的径向硬度和胀大程度，以评估阴茎的勃起功能，主要的工作部件包括根部和头部阴茎套圈内的伸缩钢丝，以及控制钢丝伸缩的微型电动马达。

2. NPTR　NPTR 主要用于夜间睡眠状态下连续监测，检测患者睡眠状态下快速动眼期时的阴茎勃起状况。一般需要受试者有连续 6 小时以上睡眠（建议保持 8 小时睡眠），且应避免饮酒和服用药物（如安眠药和苯二氮卓类）以排除可能的干扰因素。其判断标准为：连续两个晚上监测中，单次阴茎头部勃起硬度超过 60% 的时间 ≥ 10 分钟，即认为是正常勃起。

3. AVSS　AVSS 是一种清醒状态下、结合视听刺激进行的无创性功能检查方式，其判定标准可参考 NPTR 的标准。AVSS 适用于对门诊患者进行快速初步诊断及评价患者对药物治疗的反应情况，也可用于观察患者口服 5 型磷酸二酯酶抑制剂（phosphodiesterase-5 inhibitor，PDE5i）后阴茎勃起情况。

NPTR 和 AVSS 两种检查方法所反映的阴茎勃起生理过程不完全相同，因此，其结果显示不同类型的勃起功能。对于正常人而言，勃起相关的神经、血管及阴茎局部结构健全的情况下，通常可以 NPTR 模式检测到受试者阴茎的夜间勃起。但是，当其中某一环节出现器质性损害时，阴茎夜间勃起会受到影响。因此，NPTR 异常提示可能存在器质性 ED。因睡眠状态下可排除心理因素的干扰，NPTR 检测可用于器质性和心理性 ED 的鉴别诊断。AVSS 检测则受制于性刺激程度、性欲程度、环境和心理等因素，因此可能会受到相关因素干扰。AVSS 结果正常提示勃起功能正常，但是 AVSS 结果异常不能排除心理性 ED，也不能确诊器质性 ED，此结果需向患者及性伴侣做充分解释和说明，必要时进行进一步的检查。

第二节 男科病中医四诊

男科病的中医诊法包括望、闻、问、切四诊内容。

一、望诊

观察患者的神、色、形、态、舌象、分泌物，以及排泄物量、色、质的异常变化，以测知病情的一种诊断方法。

（一）望形态

注意患者的体型、毛发分布、肥胖程度及异常的脂肪分布。成年男性一般肌肉坚实，皮肤粗糙，肩宽胸平，臀部较窄，口周、颏下有胡须，颈前有喉结。若超过18岁仍未见上述特征，则可能为性成熟延迟或性腺发育不全；若小于10岁，而出现第二性征及阴茎等发育，则可能为性早熟。若超过18周岁以上无男子第二性征外观，成年后身材修长，臀部大，体力较一般男性差，胡须稀少或缺如喉结发育欠佳，声音尖细，或乳房发育，甚或手距大于身高等体征者，可能为染色体异常，如克莱恩费尔特综合征。

（二）望精神

神是人体生命活动的外在表现，是人体的精神状态。由于精、气、神三者在生理、病理上有着密切的联系，所以望神可以了解人体精气的盛衰及脏腑功能活动的盛衰，并据此可判断疾病的预后，即所谓得神者昌，失神者亡。神的变化，是通过人体形态动静、面目表情、言语气息等多方面出来的。如精神饱满，目光明亮，神思不乱，气息如常，则正气未伤；若精神萎靡不振，则目光呆滞，言语失论，病重，正气已伤。男子以精为本，望神在男科病诊断中有着重要的意义。精充，气足则有神；精亏、气少则神衰。如遗泄日久或房室无度，均可致精气亏虚，此时患者神疲乏力，精神萎靡，二目无神，头昏头晕，一派神衰之象。

（三）望面色

面部色泽的变化可以反映脏腑气血的盛衰。如气血旺盛，则色泽荣润；若气血衰减，则色泽枯槁。男科病的五色主病常见：白色主虚证、寒证，可见于气血亏虚，精寒不育或阳痿、早泄；黄色主血虚、湿证，可见于脾虚阳痿、不育，或水湿下注阴部，出现阴肿、囊汗、遗精等；赤色主热证，可见于急性前列腺炎、睾丸炎、附睾炎、性病急性期，或肝阳亢盛而引起的阳强、不射精症等；青色主寒证、痛证，可见寒凝肝脉，使筋脉拘急，气血运行不畅，阻滞筋络脉道，引起阳痿、缩阳症、精索静脉曲张、不育等；黑色主寒证、痛证、血瘀、肾虚证，肾精久耗或精关不固，可导致阳痿、早泄遗精、精少、不育等。

（四）望舌象

舌诊是中医诊断的重要部分，男科病也不例外。望舌包括望舌质、舌态、舌苔。一般来说，舌质主要反映脏腑阴阳气血的盛衰；舌苔反映病邪的浅深，邪正的消长；凡舌的形体与动静发生变态时，都是疾病比较严重之征。

舌质淡白为气血两虚，多见于血虚型不育、阳痿、更年期综合征等；舌红多为血热或阴虚火旺，多见于急性前列腺炎、睾丸炎、附睾炎、遗精、附睾结核等；舌红绛，多为热毒内盛，见于梅毒、阴囊坏疽、囊痈、艾滋病等发作期；舌紫暗或有瘀斑，为气滞血瘀，多见于精索静脉曲张、慢性附睾炎、输精管结扎后综合征等；舌质红苔少或舌红少津，为阴虚火旺，多见于阴囊脓肿、阴囊坏疽中后期。薄白苔多见于正常者或病轻者；苔少或花剥，多为阴虚火旺；苔白而腻为寒湿；苔黄腻为湿热；黄苔干焦有芒刺为湿毒热盛；黑苔滑润为肾虚有寒。

（五）望阴部

主要观察阴毛分布状态，有无外生殖器畸形，阴茎的发育情况，阴囊是否肿大，阴囊皮肤有无炎症改变。

1. 望外生殖器　外生殖器望诊是男科诊断的一项主要内容。阴茎短小：成年期男子阴茎仍像儿童之幼小阴茎，在勃起状态下长度 < 6cm，同时伴幼稚睾丸，无阴毛、腋毛，胡须稀少，难以或不能进行正常性生活，多见于男性性腺发育异常或因胚胎发育异常所致。包皮过长与包茎：成年期男子包皮遮盖全部阴茎及尿道口，而包皮口并不小，用手推之能露出阴茎头者，称为包皮过长；若包皮口过小，用手上推包皮亦不能露出阴茎头者称为包茎。包皮嵌顿：包皮后上翻转后，包皮口紧勒阴茎头而不能复位，早期患者有阴茎紧缩感，胀痛不适，随之可见阴茎头部红肿、剧痛，包皮水肿，甚者导致阴茎头坏死，阴囊肿胀。

2. 望阴囊　阴囊紧缩者属寒，松弛者为热；色淡而嫩者为虚，色深而暗者属实。阴囊皮肤青筋暴露，甚或如蚯蚓结团，阴囊下垂者，为瘀血阻滞的筋瘤（精索静脉曲张）；阴囊肿大状若水晶，透光试验阳性者为睾丸鞘膜积液，阴囊偏坠，咳嗽时有冲击感，肿物卧则入腹，立则入囊者，为斜疝。

（六）望排泄物

男性望排泄物主要观察尿液和精液的量、色、质及其性状的有关变化。有时可以直接以此做出诊断，并指导治疗。

1. 望精液　正常精液为灰白色或半透明的黏度不同的液体。禁欲时间较长者，可呈淡黄色。室温下超过 60 分钟不液化，或精液中出现黏液丝呈不完全液化的征象，则属异常，可能影响精子计数。正常精液量为 2～6mL，若 < 1mL 或 > 8mL 均为异常，精液清冷，稀薄，多属肾阳不足，或施泄过频。精液稠厚，久不液化，多属阴虚火旺或湿热下注。当生殖系统感染严重时，精液可呈黄脓色；生殖系统有出血病变时，精液可呈红色、粉红色或褐色。精液中夹有血液，多属下焦湿热，或阴虚火旺，多见于精囊炎或外伤后。

2. 望尿液　小便清澈，量多色淡，多属虚寒；尿少并黄多属热证；小便混浊不清为湿热；尿如米泔，多属脾虚；尿如脂膏溲行不畅者，为膏淋，多为湿热或肾虚。尿中有血，排尿涩痛，多为血淋，为热伤血络而致。夜尿频多而清长，一般属肾阳不足，开阖失司，尿频、排尿不适、尿道口常有稀薄水样分泌物或较厚乳白色分泌黏液，或大便时尿道内有白色液体流出，多见于慢性前列腺炎。

二、闻诊

闻诊包括听声音和嗅气味两个方面，由于各种声音和气味都是在脏腑生理和病理活动中产生的，所以也可反映男性的生理及某些病理变化。

（一）听声音

语言高亢洪亮，多言好动者为实、热证；言语低微无力，少言而静者为虚证、寒证；时时叹息多为情态抑郁，肝失疏泄；呼吸气微，主虚羸不足；呼吸短促而微弱，不能自续，为中气不足；成年男性声音以粗重为特点，如发声尖细，同时伴胡须、阴毛、腋毛缺如，甚则乳房增大等女性外在表现者，则为性发育不全。

（二）闻气味

在男科疾病的诊断中，可以通过闻体气，嗅小便、精液气味为主。如精液清冷稀薄味腥者，多属虚证、寒证；黄稠味臭者，多属实热；腐臭、恶臭者，多属组织腐烂，见于痈疽、癌症。

三、问诊

问诊是诊断疾病的基本形式，是了解病情和病史的重要途径。深入细致的问诊不但可以摸清病情，而且可为诊断或进一步检查提供重要线索。临床医生必须在深入了解病史的基础上，详细查体并结合必要的实验室检查和其他检查所见，综合分析后方能做出正确的临床诊断，有些疾病通过患者所提供的典型病史即可做出初步诊断。尽管目前医学迅速发展，新的诊断技术不断涌现，精密仪器和实验方法日新月异，但详细询问病史及正确的体格检查，仍然是诊断疾病的最重要、最基本的手段。单纯和片面地依赖仪器或实验室检查而忽视详尽的问诊和查体，常会导致误诊或漏诊。任何时候问诊都是医生必须熟练掌握的基本功，任何先进仪器和设备都不能替代问诊的重要作用。

男科疾病涉及范围广泛，同其他疾病一样，不仅有其局部表现，也有其全身表现，而许多全身性疾病也可表现出男科疾病特有的症状。如果忽略了全身检查只注重局部体征，常常会导致某些原发病的漏诊，使某些病因不能阐明（如糖尿病引起的阳痿）。然而过分强调全身检查，抓不住重点，势必费时，诊断质量不高。有些男科疾病与泌尿系疾病关系密切，询问病史时要熟悉泌尿系疾病症状特点，相互联系，全面分析，应把男性生殖系统与全身其他系统视为一个整体，考虑它们之间在结构和功能方面的联系。为此就能获得全面、详尽、准确的资料。男性生殖系统疾病不可避免地要涉及生殖、性活动及其一些个人隐私，医生要能理解患者对私生活情节难以启齿的心理，要设置一个使患者平稳情绪的检查环境，医生应以亲切诚恳的态度获得患者的信任，应遵守职业道德为患者保守秘密。医生询问病史应以交谈方式，巧妙引导，启发性提问，抓住重要线索，把握正确诊断方向以获取对诊断有价值的真实可靠的资料。

（一）问诊方法

问诊应直接询问对自己病情最清楚、体会最深刻的患者。当病情危重、意识不清、小儿、精神失常、聋哑者不能亲自叙述时，则由最了解其病情的人代述。采集病史时，一般不应打断患者的陈述。但问诊时又应按患者谈话内容及文化水平、生活习惯、对问题的理解及表达能力，采取不同的询问方法。若陈述病情过于简单，需启发帮助者，应让他充分说明病情经过。当所谈离题太远时，应引导患者叙述与本病有关的问题，切忌暗示性地提问或有意识地诱导患者供给合乎医生主观印象所需要的材料。病史采集不仅限于体格检查以前进行，在体格检查中、检查后及诊治过程中，都应根据需要，加以补充或深入追询，以充实病史内容。问诊完毕后，将患者所述，按时间先后、症状主次加以整理，对患者所提出的病名、治疗用药，记录时应冠以引号。

（二）问诊内容

按一定顺序询问病史，才能取得完整的资料。问诊内容包括一般项目、主诉、现病史、既往史、个人史、家族史、婚姻及性生活史、药物史。

1. 一般项目 包括姓名、性别、年龄、婚否、籍贯、民族、工作单位、职业（详细的职业及工种）、现住址、就诊或入院日期、病史记录日期、病史叙述者等。若病史陈述者非本人，应注明其与患者的关系。这些项目在疾病的诊断和治疗上有一定的意义，应认真填写。如年龄，在初诊时应加询问。男科疾病与年龄有密切的关系，如男孩在 10 岁以前开始性发育，出现第二性征，为性早熟；如果 14 岁时睾丸还不发育或在 16 岁时还不出现骨骼生长突增，则可考虑青春期延迟。青少年男性由于肾气初盛，发育尚未完善，易发生包茎、外生殖器损伤、阴茎头包皮炎、遗精及因过度手淫或对手淫的不正确认识引起的症状。青壮年时期，精气充盛，体格强壮，精力充沛，但由于房劳七情，易于过度，致使肾精亏损而出现阳痿、早泄、不育症及性传播疾病等。老年时期，由于肾气渐衰，致使人体阴阳失调，脏腑功能减退，而易发生更年期综合征、前列腺增生及肿瘤等。

2. 主诉 主诉是患者就诊的主要原因，是感觉最明显、最痛苦的症状，包括 1 个或数个主要症状及持续时间。通过主诉可初步判断是哪一种性质（急性或慢性）或哪一系统的疾病。主诉记载应简练、扼要，用 1 ～ 2 句话，反映疾病的突出问题或概貌，同时注明主诉自发生到就诊的时间。例如，尿频、尿急、尿痛 3 天。若主诉有几个前后时间不同出现的症状，则应按其发生前后排列。例如，会阴疼痛不适 1 年，性欲低下半年。如病程长，病情复杂，主要症状不突出时，医生可根据其病史中主要的症状或就诊的主要原因加以整理记录。主诉必须包括症状、部位、时间。

3. 现病史 现病史是病史中最重要的部分，应包括从所患疾病的开始至本次就诊时整个阶段的发生、发展演变的全过程。

现病史主要包括以下内容。

（1）起病情况 起病时间（一般以年、月、日计算，急骤起病者可按小时计算），发病时的环境、急缓、诱因或原因，有无思想波动和精神情绪影响，工作生活压力如何，夫妻感情如何。

（2）症状的特征 包括：①症状的部位、性质、持续时间和程度等。以疼痛为例，应询问疼痛的部位，是否放射，性质是钝痛、胀痛、刺痛或绞痛，疼痛的程度是否可以忍受，是持续性还是阵发性痛，发作与间歇的时间。②症状出现、减轻或加重与时间的关系。③症状与所发生部位的生理功能关系。④病情发展与演变：起病后主要症状的变化是持续性还是发作性，是进行性加重还是逐渐好转，并注意描述缓解或加重的因素。⑤伴随症状：应详细询问各种伴随症状出现的时间、特征及其演变情况，并了解伴随症状与主要症状之间的关系。此外，某些疾病应该有而实际并未出现的一些重要症状，也应询问清楚，并加以记录，以资鉴别诊断。

（3）诊治经过 应问清楚此次发病后曾在何时、何处诊治过；曾做过哪些检查，结果如何；曾用过什么药，其剂量、疗效如何；对疾病治疗是否迫切，有无信心，配偶是否愿意主动配合治疗。

（4）一般情况　对每个患者都应询问病后的饮食、大小便、睡眠、精神体力状态及体重增减等情况。

4. 既往史　即患者此次就诊前的健康与疾病情况。既往史有助于正确全面诊断，重点应放在与现在疾病有密切关系的问题上。既往史不能与现病史混淆，若过去已有的疾病与目前症状有一定的关系，时断时续，迁延到今，则应将该疾病放在现病史中；若过去疾病与目前症状虽有一定关系，但未迁延至今，则过去的疾病应放在既往史中记载。

询问过去疾病时应按一定次序，记明患病时间（年、月、日）、诊断名称（加引号），如诊断不明可记录症状及体征、治疗结果、并发症或后遗症，内容如下。

（1）以往健康情况　健康或体弱。

（2）预防接种及药物过敏史　何时何地注射过何种疫苗，有无药物过敏史（特别是青、链霉素过敏史）及其他过敏史。

（3）患过何种疾病　为了避免遗漏，可根据各系统疾病的主要症状，有顺序地询问，此种方法称为系统回顾，内容：①传染病史：既往何时患过何种传染病，如麻疹、痢疾、伤寒、病毒性肝炎、猩红热、疟疾等。②呼吸系统：有无慢性咳嗽、咳痰、咯血、胸痛、盗汗、气短及哮喘等。③循环系统：有无心慌、气短、水肿、心前区痛、发绀、心律失常及高血压等。④消化系统：有无嗳气、反酸、恶心、呕吐、腹痛、腹泻、呕血、便血、便秘及黄疸等。⑤泌尿生殖系统：有无尿急、尿频、尿痛、排尿困难、尿潴留或尿失禁、遗尿、腰痛（部位、有无绞痛及放射）、尿道分泌物、阴茎溃疡等。⑥造血系统：有无乏力、面色苍白、鼻出血、出血点、瘀斑、淋巴结及肝、脾肿大、骨骼痛等。⑦内分泌及代谢障碍性疾病：有无怕热、出汗、食欲异常、消瘦、烦渴、多尿和体格、智力、体重、骨骼发育等方面的改变。⑧神经系统：有无头痛（部位、性质、时间）、失眠、嗜睡、意识障碍、昏厥、痉挛、瘫痪、感觉迟钝或过敏及精神错乱、幻听、幻视等。⑨关节肌肉骨骼系统：有无关节红肿、疼痛、运动障碍、肌肉萎缩及震颤、瘫痪、运动受限等。⑩其他：有无皮肤疾病，如皮疹、瘙痒、脱屑等；眼科疾病，如视力模糊及障碍等；耳鼻喉科疾病，如鼻塞、脓涕、听力障碍、眩晕、咽痛等。凡与现病史有关的各系统要详细询问。

（4）手术及外伤史　如曾手术或外伤，应记明手术或外伤的名称、日期及有无后遗症。

5. 个人史

（1）出生地黄及居住地　注意出生地黄及居住地区与某种传染病或地方病的关系。

（2）生活与饮食习惯　烟、酒或其他嗜好的程度，每日用量及时间。

（3）过去及现在的职业　包括从事工作及入伍时间、兵种及职务，有无与毒物、动物或传染患者接触史等。某些疾病与职业及作业环境有一定关系。

6. 家族史 询问患者的父母、兄弟、姐妹及子女的健康状况，患病情况及死亡原因。对血友病、糖尿病、高血压、变态反应性疾病、结核病、精神病等，应询问家属中有无相似患者。家属成员的遗传性疾病对后代有影响，必要时追问家谱情况。

7. 婚姻及性生活史 已婚男性，应询问结婚年龄（或再婚年龄）、妻子年龄、健康状况及生育情况。若婚后同居两年以上未采取避孕措施而不育者，则应对夫妇双方进行检查以明原因。性生活史主要了解其性欲有无异常、房事的频率、有无勃起障碍（如阳痿或异常勃起）、性交疼痛、射精障碍（如早泄、滑精、不射精或射精无力）、感觉障碍（如痛性勃起，痛性射精，性欲高潮缺失等），排除器质性原因外，应特别注意精神因素的影响。

8. 药物史 有些药物可引起暂时性或持续性的生精障碍而致不育，如细胞毒性药物、激素。有些药物对性功能有较强的抑制作用，如抗高血压药，利尿及抗精神病药和镇静剂等，可出现阳痿、不射精、性欲减退等。而过服某些温补壮阳药，则可致性欲亢进，甚至出现强中。

四、切诊

切诊包括脉诊和按诊两部分，是用手指在患者的一定部位进行触、摸、按、压，以了解病情的一种方法。

（一）脉诊

脉诊就是按脉搏，以寸口诊法为主。若脉象细数，多属阴虚火旺；若脉沉细微弱，而两尺尤甚，为肾气不足；若脉滑数或濡数或弦数，为湿热内蕴；若脉涩或弦涩，为血瘀气郁。

（二）按诊

男科应在全身系统按诊的基础上，主要对泌尿及男性生殖器官进行系统而细致地专科检查，以了解肾脏、输尿管、膀胱、阴茎、睾丸、附睾、精索、输精管、精囊、前列腺等情况。

1. 肾脏的按诊 可取仰卧位，屈髋屈膝，使腹肌松弛。亦可取侧卧位、坐位或立位。采用双手合诊，左手置于腰背脊肋角区，右手置于腹部肋缘下，嘱患者深呼吸，正常情况下，肾脏常不能触及，偶可触及右肾下极。当肾脏肿大、下垂或异位时，则可被触及，应注意其部位、大小、质地、活动度及表面情况等。肾区叩诊可了解有无叩击痛，以左手掌贴于脊肋角区，右拳叩击左手背，如叩痛明显，常有临床意义。

2. 输尿管的按诊 由于位置深，在体表不能触及，很少有阳性发现。如果患者消瘦，输尿管有较大结石或肿物，则偶可触及。输尿管在跨过骨盆缘处，距腹壁最近，被称为输尿管点，其体表的投影相当于脐与髂前上棘内中 1/3 交点下内 1.5cm 处。输尿管点压痛，提示输尿管病变。输尿管下端病变可通过肛诊进行检查。

3. 膀胱的按诊 膀胱充盈时可于耻骨上触及，疑为耻骨上肿物时，应在导尿后再行检查。检查时触诊和叩诊可联合应用。

4. 阴茎的按诊 注意阴茎大小、形态、位置，有无畸形等；阴茎增大多见于青春性早熟、先天性肾上腺皮质增生、睾丸间质细胞癌。小阴茎即进入青春期阴茎仍呈儿童型，是由于妊娠期雄性激素缺乏或促性腺激素低下所致，常见于克兰费尔特综合征（Klinefelter syndrome）、双侧隐睾、垂体功能减退等；阴茎有无瘀斑、硬结、肿块、溃疡，阴茎头有无溃疡、糜烂、肿块；检查包皮时应注意有无包皮过长、包茎；翻开包皮检查阴茎头有无红肿、糜烂、溃疡、分泌物、包皮口狭窄、包茎嵌顿、包茎内肿块、包皮龟头粘连等；尿道口检查时应注意有无狭窄或异位，如有分泌物，应涂片行细菌学检查。分开尿道口，寻找舟状窝内有无肿块或炎性病变。阴茎海绵体检查注意有无硬结。尿道触诊硬韧呈索条状，提示尿道狭窄。如尿道有压痛，挤压尿道口有脓性分泌物，则可能为尿道炎。如尿道口触到肿块，尿道口流出血性分泌物，应排除尿道肿瘤。

5. 阴囊的按诊 阴囊皮肤是否粗糙，有无渗出、糜烂及水肿。阴囊水肿可为全身水肿的一部分，也可由局部因素导致，如下腔静脉回流受阻引起。阴囊内可变性肿块，为腹股沟斜疝进入阴囊所致。

6. 睾丸的按诊 睾丸的检查应注意其大小、质地、有无硬节、鞘膜液及肿瘤。睾丸大小的测定：刻有不同大小、椭圆形面积的有机玻璃或塑料板，以此测量睾丸的容积，用已知容积的睾丸模型与睾丸比较，以测知睾丸的大小。临床研究表明，睾丸容积与精液质量及血清男生殖激素水平有显著的正相关性，因此测量睾丸体积对了解睾丸的发育，初步估计睾丸病理损害程度，对反映睾丸的内分泌状态，估计男性生育力都有一定意义。正常睾丸位于阴囊内，若正常位置不能按到睾丸，则可见于隐睾症或无睾症。如阴囊增大呈囊性感，触按不到睾丸，透光试验阳性者，为水疝（鞘膜积液）。若见睾丸肿大，触痛明显，且腹股沟处放射痛，多为子痈（睾丸炎）的特点。若睾丸肿块增长迅速，局部境界不清，伴肿大的硬性结块及局部沉重感而压痛较轻，则考虑为肿瘤的可能性。

7. 附睾的按诊 附睾位于睾丸后缘外侧部，分头、体、尾三部分。上部膨大而钝圆为附睾头，与睾丸相连通；下端尖细名附睾尾，移行于输精管；头、尾之间的部分为附睾体，呈圆柱形。附睾的任何增大，均为病理改变。急性附睾炎时，附睾肿胀，有时阴囊皮肤也会出现红肿，压痛较明显；慢性附睾炎时，附睾肿大呈结节状，轻压痛，与睾丸境界不清；附睾结核时，附睾尾部有肿块、质硬、压痛不明显，还可伴输精管串珠样改变；输精管结扎术后发生附睾淤积症者，可见附睾增大、光滑、硬度均匀、压痛明显。对不育症患者，还应注意检查附睾尾部是否发育，是否与输精管连接。

8. 精索的按诊　精索的检查应注意有无静脉曲张、增粗、结节或触痛。精索增粗，触痛明显，为急性精索炎，常与急性附睾炎同时发生；站立或闭气时，扪及蚯蚓状柔软团块，卧则消失，是精索静脉曲张筋瘤的特征。若有精索鞘膜积液，则可在精索部触按到纺锤形肿物，表面光滑，境界清楚并有弹性感。还要注意输精管是否缺如或增粗，是否光滑、有无结节；输精管变硬，呈串珠状改变，可能是输精管结核，常与附睾结核同时存在。

9. 前列腺的按诊　前列腺的按诊主要是通过直肠指诊来完成的。直肠指诊应在膀胱排空后进行，患者取站立弯腰位、截石位或面对检查者的侧卧位。年老体弱者不宜采取肘膝位。检查者戴医用手套或指套，食指涂以液状石蜡或肥皂水，嘱患者放松，先在患者肛门口轻按，待肛反射消失适应后，再缓慢轻柔地伸入直肠。通过肛门直肠前壁来触摸前列腺的长度、宽度、形态、固定度、表面是否光滑、质地的软硬、中央沟的深浅等情况来了解前列腺。正常前列腺大小似栗子（4cm×3cm×2cm），质地中等硬度，有坚韧弹性感，两侧叶之间有中央沟存在。前列腺增生时，腺体可在长度或宽度上增大，或二者均有增大，表面光滑，边缘清楚，质地中等硬度而有弹性，中央沟变浅或消失。通常以鸽蛋般大小为Ⅰ度增生；鸡蛋般大小为Ⅱ度增生，中央沟可能消失；鸭蛋般大小为Ⅲ度增生，指诊刚能触及前列腺底部，中央沟消失。

10. 精囊的按诊　精囊的肛门指检，一般不可触及。若能触及精囊，并有触痛，可能为慢性精囊炎，精囊结核。前列腺癌浸润到精囊时，精囊也增大，坚硬如石，固定不移。如触按到大的圆形肿块，也可能是精囊结石及先天性精囊肥大症等。

11. 腹股沟的按诊　注意有无溃疡、瘢痕及肿大淋巴结。正常时，在腹股沟可触及淋巴结，呈扁平、较软、无压痛。性病性淋巴肉芽肿可出现腹股沟淋巴结肿大，粘连融合，有特征性沟槽症，穿破后形成瘘管或脓肿。阴茎癌伴有腹股沟淋巴结转移时，淋巴结肿大、增多、质硬、边缘不完整，晚期淋巴结融合成肿块，与皮肤及基底固定，甚至破溃。

第三章　男性生殖健康与中医养生

第一节　男性生殖健康与精神养生

男性生殖健康的精神养生法则是"积精全神"，是指利用精、气、神之间的互济关系，通过积累、固护人体之精气，使人之"神"保持健旺，从而维持精神活动的正常，达到养生的目的。

一、节欲保精

《灵枢·本神》云："生之来谓之精，两精相搏谓之神。"其提示精是人体生命活动包括神志活动的根本。精气以内藏为常，五脏皆藏精气，但精为肾所主。《素问·上古天真论》云："肾者主水，受五脏六腑之精而藏之。"由于肾主藏精，肾精充足才能气充神旺，因此保养肾精是保养精气的根本。保养肾精的方法，历代养生家一致提倡节欲，认为节欲是保养肾精乃至五脏之精的大法。

（一）内守精神以息相火妄动

中医学认为，心藏神，为君主之官，内寓君火，具有接受和处理外在事物的能力。肾藏精，为作强之官，内寓水中之火，也谓相火，常寄于肝、胆、三焦。一旦心神被外物所扰，则易动心火、起欲念，扰动相火，致使精气暗耗。在内外因素的刺激下，心中欲望过度也可使相火妄动，暗耗阴精，如果相火动极，则更伤阴精。因此节欲首先要使心神宁静。心为一身之主宰，心静则一身俱静。要使心神宁静，应避免引起欲念过度的环境刺激因素

（二）情欲适度以防阴精过耗

清代思想家戴震认为合理的欲望和需求是人类行为"至当不可易"的动力。从养

生角度来看，只有合理满足人的生理欲望和需求，才能有健康平和的心理，才能保持形健神旺。如果过度抑制这种正常欲望，反会带来危害，特别是对于青壮年情欲旺盛者。然而，欲应有度，如若"以欲竭其精，以耗散其真"，则"半百而衰也"。

1. 晚婚保精 人在晚婚年龄时，形体和心智均已至极盛，生殖系统也发育完善，这时再婚育，相对而言，更有益于精气保存，有利于生育出健康的下一代，可见古代养生家主张晚婚的观点与西医学是一致的。

2. 婚后节欲 婚后欲不可禁，欲更不可纵。受孕前三个月，夫妻双方要节制性生活，调养身体，使精气血充足，有利于后代健康的认识是一致的。由于年龄不同，人与人之间的精力和性要求亦有差异，故不能超脱年龄和实际精力而恣意行事，唯有行房有度方能身心健康，神全精足。否则易戕伐身体，折人寿命。

3. 老年寡欲 中医学认为，神气坚强，老而益壮，皆本于肾精，只有保精全神，才可健康长寿。后世养生家多主张成年之后应随着年龄增长而逐渐减少房事，至老年宜断欲，以免更伤年老不足之阴精。

二、饮食养精

饮食养精应在注意合理在搭配饮食的基础上，着重进食"五谷"，亦如卢和在《食物本草》中所言："五谷乃天生养人之物。"平素常服食米、麦、肉、蛋、莲子、桂圆、核桃等物，而莲子、桂圆、小麦等还兼具养神之功。

三、方药补精

方药补精宜分清虚实，辨证论治，具体方法：①直接补精：多用于虚证者，常根据气血阴阳虚损的程度分别予以调补，如气虚者以人参、黄芪、四君子汤等补气化精；血虚者以熟地黄、当归、四物汤等养血益精；阴虚者以沙参、麦冬、六味地黄丸等滋阴填精；阳虚者以鹿茸、肉苁蓉、肾气丸等温阳生精。另外，依据五行相生理论，可采用"虚则补其母"的方法，如肺气虚者补其脾，即培土生金法；依据"肾为先天之本""脾为后于之本"理论，还可采用补肾或补脾的方法，补肾以蕴育阴阳，补脾以化生气血。此即"虚则补之""损者益之"之意。因药物之偏性远大于饮食，故对于精气未伤者，不得滥用补虚方药，以免引起阴阳气血的平衡失调，对人体产生损害。②间接补精：多用于实证者，常根据病邪的不同性质分别予以施治，如以麻黄、附子、麻黄汤、四逆汤等祛寒邪，以石膏、黄连、白虎汤、黄连解毒汤等祛热邪，以半夏、苍术、二陈汤、平胃散等祛痰湿，以川芎、丹参、血府逐瘀汤、下瘀血汤等祛瘀血。

精气与神在生理上密切相关，两者在病理上往往相互影响。所以，在运用方药补精以养神的时候，宜选用精、神同治的中药或方剂，如柏子仁、五味子等，或金锁固精丸、天王补心丹等；也可在方剂中适当配伍具有安神作用的药物，如龙骨、酸枣仁、石菖蒲、远志等，以加强神的统驭作用。

第二节 男性生殖健康与饮食养生

饮食养生在男性生殖健康中非常受重视，但它不是治疗的主要手段，而是作为辅助疗法，或养生与疾病康复方法。在促进与增强性功能方面，食疗则显得非常重要。饮食疗法主要根据食物的寒热之性选用，阳虚者，食温热性的食物；阴虚者，食寒凉性的食物；阴阳不虚者，食平性的食物。

温性食物一般多具有温阳益气之功，适合于阳气虚弱的男性，这些人多具有形寒怕冷、易感风寒、纳差、肠胃功能低下、性欲低下（或阳痿）、舌淡胖、脉沉等症，常用的温性食物有糯米、黄豆、蚕豆、面粉、狗肉、羊肉、牛肉、鸡肉、雀肉、虾、白花蛇肉、乌梢蛇肉、淡菜、胡萝卜、葱、蒜、椒、韭菜、芥菜、油菜、香菜、胡椒、红糖、羊乳等。

寒性食物一般多具有养阴之功，适于阴血不足或阴虚火旺的男科病患者，也可用于阴虚之男性，这些人多有面赤、咽干、体瘦、性欲亢进、阴茎易举易软、舌尖红而少苔、脉细等症，常用的寒性食物有小麦、大麦、绿豆、小米、猪肉、鳖肉、牡蛎肉、鸭肉、兔肉、鹅肉、菠菜、白菜、豆芽菜、芹菜、黄瓜、竹笋、茄子、冬瓜、紫菜、梨、西瓜、柑、橙、柚、白砂糖、生蜂蜜等。

一、增强男子性功能的食物与药膳

（一）食物

1. 羊肉和羊肾 羊肉有温中暖下益气补虚之功；羊肾即成熟公羊的睾丸，功能补肾，益精，助阳。羊肾中含有一定的雄性激素，食用羊肾和羊肉，对肾虚所致阳痿、尿频、腰膝酸疼等症，具有良好的效果。一般可用其煮成汤羹或粥等食用。

2. 狗肉 温肾补中，助阳道，填精髓，对脾肾虚衰、性功能减退引起的阳痿不育、早泄、遗精等症，均有佳效。

3. 麻雀肉和雀蛋 麻雀的肉、蛋和脑，自古就被视为壮阳益精、补益肾脏强腰的佳品，其能改善性功能而"起阳道，令人有子"。

4. 鸭肉 温补肾阳，强壮腰膝，男子阳痿、畏寒、腰膝酸软者食之最宜。

5. 米油 滋阴填精，男子精液清稀食之最宜。

6. 虾 补肾益精，对肾虚阳痿、腰膝酸软等有良效。

7. 韭菜 别称壮阳草、起阳草，顾名思义，是一味补肾助阳的蔬菜。如常用韭菜

（茎最好）适量炒熟吃，或煮粥喝，对于肾阳不足造成的阳痿、早泄、遗精等症，有良好效果。

8. 胡桃肉 亦名核桃仁，具有补肾固精、"强阴起阳"作用，肾虚阳痿、遗精，食之最宜。

（二）药膳

1. 菜肴

（1）虫草炖蛤蚧

配方：蛤蚧 1 对，虫草 9 ~ 15g，瘦肉 120g。

制作：将鲜蛤蚧剖腹去内脏（勿去尾），与瘦肉、虫草共放炖盅内，加水 1 碗，隔水清炖 3 小时。蛤蚧若是干品，则炖 4 小时。

功用：补肺肾，益精固阳，可增强阴茎硬度和射精程度，并治阳痿。

（2）神仙鸭

配方：鸭 1 只，莲子 4 ~ 9 枚，大枣 4 ~ 9 枚，白果 4 ~ 9 枚，人参 3g。

制作：宰鸭褪毛，去除内脏，剁去脚掌，洗净沥干，将绍酒、酱油和匀搽在鸭子皮表及腹内，填入去核大枣、去心白果、去心莲子（3 物打烂和匀），拌入人参，武火蒸 3 小时即可。

功用：补脾益气，填精敛精，适用于早泄、遗精及精亏者。

（3）泥鳅煮韭菜子

配方：泥鳅 250g，韭菜子 50g。

制作：去掉泥鳅内脏，洗净。韭菜子洗净后用纱布捆包，略加盐，加水 500mL，一起置锅中，小火煮至 250mL 时取下，吃肉喝汤，每日 1 次。

功用：固精壮阳，适用于男子阳痿、遗精。

（4）龙马童子鸡

配方：虾仁 15g，海马 10g，小公鸡 500g，料酒、味精、盐、姜、葱、水豆粉、清汤各适量。

制作：将小公鸡去毛和内脏，洗净。用温水洗净海马、虾仁，泡 10 分钟，分放在鸡肉上，加葱、姜、清汤适量，上笼蒸熟。小公鸡出笼后，拣出葱、姜，放入味精、食盐，另用收汁勾芡的豆粉浇在鸡上即成。分数次吃完。

功用：温肾壮阳，益气补精，适用于男子阳痿、早泄、小便频数。

（5）鹿尾炖鸡

配方：鹿尾 15 ~ 25g，公鸡 500g，料酒、酱油、味精、姜、葱各适量。

制作：鹿尾去毛，洗净，切片，公鸡去毛和内脏，加佐料及适量水同炖熟。吃肉喝汤，每周服 1 ~ 2 次。

功用：适用于男子性欲减退或畏寒肢冷、齿落脱发。

（6）核桃仁炖蚕蛹

配方：核桃仁 100g，蚕蛹 50g，盐、葱、姜，蒜、味精各适量。

制作：将蚕蛹放入油锅内，同佐料一起炒出香味，再加适量水和核桃仁炖熟，撒味精，即可食用。

功用：补肾壮阳，适用于肾阳虚所致的男子阳痿、遗精、夜尿频繁、腰膝酸软。

（7）枸杞子炖狗鞭

配方：狗鞭 1 具，枸杞子 30g，花生油、葱、姜、花椒、盐、料酒、味精各适量。

制作：洗净狗鞭，切小段，沥干水后，放入热油锅中，加葱、姜、花椒、料酒煸炒，再加水和洗净的枸杞子炖至熟，撒味精即可食。吃肉喝汤。每周食 1 具，连食 3 周。

功用：暖肾壮阳，益精，适用于男子阳痿、早泄、性功能低下。

（8）虾米茶

配方：虾米 500g，盐、白糖各适量。

制作：将新鲜虾洗净，拌少许盐，水烧开后，把虾放锅内煮熟，捞出晾干，剥去虾皮，装罐内密封。饮食时，将虾米、白糖各适量，放杯内闷泡 5 分钟即可服用。

功用：温肾壮阳，适用于男子肾亏阳痿、精冷清稀。

2. 粥食

（1）米油粥

配方：粳米 200g，鸡蛋 1 个。

制作：将鸡蛋磕入碗内加适量盐，打散。粳米洗净，加水适量，上火烧沸，待米汤渐浓时，将米粒捞出，继续熬煮，待米汤浓缩后冲入鸡蛋液中，即可食用。

功用：填精补液，利尿通淋，适用于男子精清不育、小便淋涩。

（2）狗肉粥

配方：狗肉 100g，大米 150g。

制作：将狗肉洗净，切成碎末。洗净大米，放锅中加水煮，待半熟时加狗肉末搅匀，煮烂即可食。

功用：健脾补肾，壮阳益精，适用于男子阳痿、遗精、遗尿、腰膝酸软、畏寒等。

（3）鹿角胶粥

配方：鹿角胶 20g，粳米 100g，生姜 3 片。

制作：先下粳米入锅，烧沸后，再加鹿角胶、生姜，同煮为粥服食。

功用：补肾壮阳，适用于男子阳痿、早泄等。

（4）金樱子粥

配方：金樱子 15g，粳米 100g。

制作：金樱子水煎，弃渣取汁。粳米洗净，放入药汁内煮粥，早晚温热服用。

功用：补虚涩精，适用于男子早泄、遗精、遗尿、夜尿频多等。

（5）何首乌粥

配方：何首乌300g，粳米50g。

制作：洗净何首乌放入砂锅，兑水煎取浓汁去渣，兑入粳米，慢火煮成稀粥，放入白糖一勺调匀食之。

功用：补肝肾，抗衰老，添精髓，黑须发，适用于男子肝肾亏损、精液老化、头发早白、头晕目鸣、神经衰弱、贫血、疝肿、动脉硬化等。

（6）肉苁蓉粥

配方：粳米50g，肉苁蓉30g。

制作：先将肉苁蓉放入砂锅，兑水1000g，先煎适度，再入粳米，共同煮成粥。粥熟后，调入白蜜1勺即可。

功用：补肝肾，益精血，壮阳气，抗衰老，适用于男子肾虚阳痿、腰膝冷痛、筋骨无力、性功能衰退等。

（7）胡桃仁粥

配方：胡桃仁10个，粳米50g。

制作：将胡桃仁捣细，与粳米加水同煮为粥。

功用：补肾壮阳，强筋健骨，润肠通便，抗老防衰，适用于男子肾亏阳痿、腰膝酸痛、肌肤不泽、肺虚气喘、便秘尿涩等。

3.药酒

配方：板栗500g，白酒1500g。

制作与用法：洗净板栗，逐个切口，放入白酒中浸泡7天后饮用。每次性交前适量饮用。

功用：滋补心脾，补肾助阳，适用于男子阳痿、滑精等。

二、不利于男性性功能的食物

1.菱角　性味甘凉，具有利尿通乳、养神强志之功，但易伤阳气，影响阴茎勃起。《食疗本草》认为："此物最发冷气，不能治众疾。损阳，令玉茎消衰。"

2.茭白　性味甘凉，虽有解热毒、除烦渴、催乳的作用，但伤阳、滑精，影响阴茎勃起。《食疗本草》认为："（茭白）性滑，发冷气，令人下焦寒，伤阳道。"《随息居饮食谱》指出："（茭白）精滑、便泻者勿食。"

3.冬瓜　性味甘凉，是一种利尿通淋，清热解毒、消肿减肥的食物，但易伤阳气，肾阳虚寒之男子勿食。

4.芥蓝　性味甘辛而凉，具有利水化痰、解毒祛风作用。《本草求原》指出其"损气耗血"。

5. 蕨菜 性味甘寒，有清热滑肠、降气化痰之效。

6. 黑木耳 性味甘平，有益气益志、活血润燥之效。

7. 火麻仁 性味甘平，有润燥滑肠之效。

8. 海松子 性味甘温，含有大量脂肪油，有润肺滑肠养液之效，但易致滑精。

9. 李核仁 性味甘苦平，有散瘀、利水、润肠之效。

10. 兔肉 性味甘凉，富含蛋白质等营养成分，有凉血、祛湿、疗疮、解热毒、利大肠之效。

11. 猪脑 性味甘寒、有毒，有补骨髓、治头风、治眩晕之效。

12. 羊脑 性味甘温，有润皮肤、治风寒头痛之效。

13. 水獭肉 性味甘咸而凉，清血热、祛毒风之效。

14. 麋脂 性味辛温，有通血脉、润皮肤、治风寒湿痹、治恶疮痈肿之效。

第三节　男性生殖健康与沐浴养生

沐浴养生，是利用水、泥沙、日光、空气、中药汤液等有形或无形的天然物理介质，作用于体表，以达到强身健体、延年益寿为目的的养生方法。根据沐浴的方式不同，可分别起到发汗解表、祛风除湿、行气活血、舒筋活络、宁心安神、调和阴阳等作用。现代医学也认为，沐浴可促进人体体温调节，改善血液循环和神经系统的功能状态，加速各组织器官的新陈代谢，增强人体抵抗力。沐浴养生方法简便易行、适用范围广，深受人们的欢迎。

沐浴养生的分类方法多种多样，根据沐浴时使用的介质不同，可以分为水浴、药浴、泥沙浴、日光浴、空气浴、森林浴、花香浴等；根据沐浴作用于身体部位的不同，可以分为全身浴、半身浴和局部浴等；根据沐浴的类型的不同，可以分为淋浴、浸浴、熏蒸浴和干浴四大类。在男性生殖健康中，药浴养生扮演着非常重要的角色。

简单地说，药浴的养生作用就是水浴作用与中药药物作用的结合。中药的用法有内服、外用之别，但其作用机理都是依据药物的性味、归经、功效及药物之间的配伍而起效的，所不同的只是给药途径有异。药浴是以中医理论为指导，整体观念为依据，按照辨证论治的原则进行保健和治疗的。利用药浴的形式，药物通过皮肤、黏膜、腧穴等部位进入人体产生作用，这是其他沐浴方法所不具备的。同时，药浴避免了中药内服在口感上和对胃肠的刺激等，更易于被人们接受。药浴除了能够发挥药物的防治作用外，还结合了水浴的功效。特别是通过水浴的温热作用和压力作用，药浴中的药物成分能够更多地被吸收。

根据不同的药物配伍，中药药浴可以产生不同的功效。元代齐德之在《外科精义》

中指出药浴有"疏导腠理，通调血脉，使无凝滞"的作用。药浴可以起到开宣腠理、祛风散寒、温经通络、化瘀止痛、祛湿止痒、宁心安神、调和气血等多方面的作用。

一、药浴方法

药浴方法多种多样，常用的有浸浴、熏蒸。

（一）浸浴

浸浴是将药剂加入浴水中或用药液直接浸泡局部或全身的沐浴方法，包括全身浸浴和局部浸浴两种。浸浴的方法是先将药物浸泡 30 分钟左右，然后煎煮成药液倒入浴水内，调到适当的温度，进行全身或局部浸浴，或者直接用药液进行局部浸浴。

全身浸浴作用范围广泛，能促进血液循环、调整全身气血阴阳、调节脏腑功能，对人体的整体作用较好。

局部浸浴可以使药物直接作用于局部组织，吸收迅速并且能够提高局部药物浓度，提高效果，具有很强的针对性。局部浸浴主要有头面浴、目浴、四肢浴、坐浴等。

1.头面浴 是将药液倒入消毒后的盆中，待浴液温度适宜，进行洗头、洗面。头面浴在面部皮肤的美容及护发、美发等方面具有显著的效果。

2.目浴 是将药液滤清后，倒入消毒的容器内淋洗眼部。目浴时，用消毒纱布或棉球蘸药液不断淋洗眼部；亦可用消毒眼杯盛药液半杯，先俯首，使眼杯与眼眶缘紧紧靠贴，然后仰首，并频频瞬目，进行目浴。每日 2～3 次，每次 15～20 分钟。一般将眼部熏蒸与目浴相结合，先熏后洗。这种方法可使药物直接作用于眼部，达到疏通经络、畅通气血等功效，具有祛除眼袋、增强视力的养生保健作用，也可用于治疗风热上扰或肝火上炎所致的目赤肿痛、目睛干涩、目翳等病证。目浴使用时要注意药液温度不宜过高，以免烫伤；药液必须过滤，以免药渣进入眼内；器皿、纱布、棉球及手指必须进行彻底消毒。

3.四肢浴 是经常使用的局部药浴法。四肢浴具舒筋活络、滋润洁肤、防止皮肤老化等作用。四肢浴一般要用温水，在洗浴过程中可以不断加入热水，保持水温。四肢浴要根据部位的不同，决定浴具和药液量。洗浴的方法有浸泡、淋洗或半身沐浴等。洗完或泡好后要及时擦干，不要受凉。例如，足浴就是一种被历代养生家所推崇的局部浸浴方法。足浴可以增加血液循环，提高人体新陈代谢能力，起到防病、防衰的作用，睡前足浴还可提高睡眠质量。使用四肢浴可防治传染性疾病，如手足癣等，但需注意浴具的隔离使用。

4.坐浴 是将药物煮汤置于容器中，当温度适宜时让患者将臀部坐于容器中进行浸浴的方法。坐浴一般用于治疗肛门或会阴部位的疾病，养生保健用之甚少。

（二）熏蒸

中药熏蒸是利用药物煮沸后产生的蒸汽来熏蒸全身或局部，以达到养生保健效果的方法。熏蒸综合了水浴、药浴、熏浴、蒸汽浴的特点。通过熏蒸的蒸腾作用，药物经皮肤可直达身体各部，可起到祛风除湿、散寒止痛、活血化瘀、滋润肌肤、健脾和胃等作用。熏蒸法除用于养生保健外，临床上也多用于治疗部分内科疾病、风湿骨伤类疾病及纠正亚健康状态等。

通常趁药液温度高、蒸气多时，先熏蒸再淋洗，当温度降至能浸浴（一般为37～42℃）时，再行浸浴。使用熏蒸时需防止烫伤。

二、药浴宜忌

在选择药浴疗法时应注意以下事项。

1.煎取的药液要过滤后使用，避免药渣在洗浴时给身体带来不良感觉。药液要现煎现用，不宜常温存放，以免变质。如有冰箱可将1个疗程的药液1次煎出，分别盛放在塑料盒内放入冰箱冷藏，每次使用一盒。

2.洗浴的环境要防风，局部药浴时也应在相对避风的场所，特别是冬季要尤为注意。

3.浴水的温度应当依据四季气温的变化，以身体试温，略高于身体承受温度为宜。注意不要烫伤皮肤。

4.药浴后要及时擦拭身上的药液，注意身体的保温，防止感冒。

5.年老体弱者和儿童的沐浴要有人协助护理。

6.全身沐浴时人体相应会出汗，沐浴前和中间应适当饮开水，补充身体水分。

7.饭后两小时沐浴较为合适，空腹不宜沐浴。

8.沐浴浸泡时间不宜过长，沐浴后要稍事休息，特别是全身热浴后应当休息一小时，恢复因大量汗出体能消耗带来的疲倦。

9.骨折伤口、刀口未愈合者不宜药浴。

10.有心力衰竭、心肌梗死、冠心病、肺病、哮喘、重症高血压患者不宜热水药浴。

11.使用药浴如出现皮肤过敏应停止药浴。

12.药浴治疗和保健的原理是通过皮肤对药物的吸收来取得相应的效果，只要选方得当，要坚持几个疗程，方能呈现效果，断断续续的药浴不会达到治疗和保健的效果。

三、药浴用具

药浴用具的选择，可根据自己住宅情况、经济情况而定。

1.大木桶、小木桶：木桶散热慢保温性能较好。大木桶用于全身浸浴，小木桶用于手、足、手臂、小腿的浸浴。

2. 浴盆：全身浸浴或熏浴。

3. 陶水缸：全身浸浴或熏浴。

4. 小盆如搪瓷脸盆、小木盆、塑料盆：局部药浴用。

5. 砂锅、药锅煎取药液。

6. 纱布若干，用于过滤药液。

7. 多功能浴足器：有加热、保温、振动、磁疗、凸轮等多功能，是现代保健器械，用时加热水，兑入药浴浸泡。此类产品已有多种类型，在市场可购得。

8. 医用大型药浴治疗仪：该类设备采用现代超声离子汽雾化药液，有全身型舱体、半卧式舱体、局部型舱体，可浸浴，可熏蒸。

9. 毛巾、浴衣、毛巾被：浴后清洁身体用。

四、男性生殖健康常用药浴方

（一）提高性欲

1. 药浴组方一 菟丝子 30g，韭菜子 60g，红茶 3g。

药浴方法：将上药加水适量，煎煮 30 分钟，去渣取汁，浸泡双足 30 分钟，每晚 1 次。15 天为 1 个疗程。

功效：温肾补阳，促进性欲。

2. 药浴组方二 巴戟天 30g，淫羊藿 40g，仙茅 30g，精盐 6g。

药浴方法：将上药加水适量，煎煮 30 分钟，去渣取汁，调入精盐，待其溶解后，浸泡双足 30 分钟，每晚 1 次。15 天为 1 个疗程。

功效：温肾补阳，促进性欲。

3. 药浴组方三 香附、合欢皮、娑罗子、路路通各 15g，广郁金、焦白术、炒乌药、陈皮、炒枳壳各 5g。

药浴方法：将上药加水适量，煎煮 30 分钟，去渣取汁，与开水一起倒入盆中，泡洗双足，每天 1 次，每次熏泡 40 分钟。10 天为 1 个疗程。

功效：疏肝理气，促进性欲，适用于情志抑郁、肝气不舒所致的性欲低下。

4. 药浴组方四 杜仲 30g，锁阳 20g，桑寄生 15g，枸杞子、桂枝各 10g。

药浴方法：将上药加水适量，浸泡 20 分钟，煎数沸，取药液入盆中，泡洗双足，每天 2 次，每次 40 分钟。15 天为 1 个疗程。

功效：温补肾阳，填补精血，适用于性欲低下。

5. 药浴组方五 当归、白芍各 15g，蜈蚣 2 只，甘草 10g。

药浴方法：将上药加水适量，煎煮 30 分钟，去渣取汁，与开水一起倒入盆中，泡洗双足，每天早、晚各 1 次，每次 40 分钟。10 天为 1 个疗程。

功效：培补气血，疏肝通络，适用于性欲低下。

（二）固精止遗

1. 药浴组方一　沙苑子 20g，金樱子 40g，芡实 50g，柏子仁 15g，莲须 40g。

药浴方法：将上药加水适量，煎煮 30 分钟，去渣取汁，泡足 30 分钟，每晚 1 次。15 天为 1 个疗程。

功效主治：补肾止遗。

2. 药浴组方二　五倍子 50g，五味子 30g，黄瓜藤 200g。

药浴方法：将上药加水适量，煎煮 30 分钟，去渣取汁，泡足 30 分钟，每晚 1 次。15 天为 1 个疗程。

功效：补肾止遗。

3. 药浴组方三　生龙骨 50g，生牡蛎 100g，乌贼骨 50g，莲须 20g，白芷 10g。

药浴方法：将上药加水适量，煎煮 30 分钟，去渣取汁，泡足 30 分钟，每晚 1 次。15 天为 1 个疗程。

功效：补肾止遗。

4. 药浴组方四　马齿苋 200g，车前草 100g，蒲公英 100g。

药浴方法：将上药加水适量，煎煮 30 分钟，去渣取汁，泡足 30 分钟，每晚 1 次。15 天为 1 个疗程。

功效：清热利湿，适用于湿热下注型遗精频数。

5. 药浴组方五　鲜苦瓜 200g，鲜芦根 250g，生薏米 50g，玉米须 100g。

药浴方法：将上药加水适量，煎煮 30 分钟，去渣取汁，泡足 30 分钟，每晚 1 次。15 天为 1 个疗程。

功效：清热利湿，适用于湿热下注型遗精频数。

（三）外阴清洁

1. 药浴组方一　苦参、蛇床子、皂矾各 22g。

药浴方法：将苦参、蛇床子水煎取汁，加皂矾溶化，趁热足浴及坐浴清洗阴部，每日 2 次，每次 30 分钟，每日 1 剂。

功效：清热止痒。

2. 药浴组方二　苦参、蛇床子、威灵仙各 30g，川椒、明矾、香附子、白芷、狗脊、细辛、桂心各 10g。

药浴方法：上药水煎取汁足浴、坐浴。

功效：清热利湿，祛风止痒。

3.药浴组方三　当归、大黄、苦参、蛇床子、威灵仙各15g，砂仁壳10g，葱头9根。

药浴方法：上药水煎取汁，足浴、坐浴。

功效：活血祛风止痒。

4.药浴组方四　千里光、石菖蒲各30g。

药浴方法：将两药水煎取汁，足浴、坐浴。

功效：清热解毒。

第四节　男性生殖健康与经络养生

经络养生，是以中医经络学说为基础，以刺激腧穴、调整经络气血为基本手段，从而激发营卫气血的运行，和阴阳、养脏腑，达到增强体质、防病治病、益寿延年目的的养生方法。人体是一个统一的整体，以脏腑为中心，由经络外络肢体、官窍。《灵枢·经别》曰："十二经脉者，人之所以生，病之所以成，人之所以治，病之所以起。"其说明人的生长与健康，病的形成与痊愈，都与人体经络有密切关系。历代养生家的养生实践证明，针刺、艾灸、推拿、刮痧等经络养生方法各有所长，各有所宜，综合应用效果更佳。

一、针刺养生

针刺养生，是运用针具对特定穴位，施以提、插、捻、转、迎、随、补、泻等不同手法，激发经络本身的功能，以达到疏通经络、调畅气血、和谐营卫、增强体质、延年益寿的养生方法。针刺用于养生保健，由来已久，早在《黄帝内经》中就有阐述。《灵枢·逆顺肥瘦》指出："上工刺其未生者也。"发展到唐代、宋代、明清时期，出现了较多的针灸著作，记载了大量针刺养生的内容。时至今日，针刺养生成为一种别具特色的防病治病、延年益寿的养生方法。

针刺养生与针刺疗疾的方法相同，但各有侧重。养生而施针刺，着眼于强壮身体，增进人体能力，旨在养生延寿；治病而用针法，则着眼于纠正人体阴阳、气血的偏盛偏衰，意在扶正祛邪。因而，养生针刺，在选穴、施针方面，亦有其特点。选穴多以具有强壮保健功效的穴位为主，施针的手法、刺激强度适中，选穴亦不宜过多。

1.针刺养生常用穴位

（1）足三里　位于膝下3寸，胫骨外大筋内。为全身性强壮要穴，可健脾胃，助消化，益气增力，提高人体免疫功能和抗病能力。刺法：用毫针直刺1～1.5寸，可单侧取穴，亦可双侧同时取穴。一般人针刺得气后，即可出针。但对年老体弱者，则可适当留针5～10分钟。隔日1次，或每日1次。

（2）关元 位于腹正中线脐下 3 寸。本穴为保健要穴。用毫针直刺 1.0～1.5 寸，得气后出针。每周针 1～2 次，可起到强壮身体的作用。

（3）气海 位于腹正中线脐下 1.5 寸。常针此穴，有强壮作用。用毫针直刺 1.0～1.5 寸，得气后，即出针。每周 1～2 次，可与足三里穴配合施针，可增强人体免疫功能和抗病能力。

（4）曲池 位于肘外辅骨，曲肘时肘横纹尽头处。此穴具有调整血压、防止老人视力衰退的功效。可用毫针直刺 0.5～1 寸，针刺得气后，即出针。体弱者可留针 5～10 分钟，每日 1 次，或隔日 1 次。

（5）三阴交 位于足内踝高点上 3 寸，胫骨内侧面后缘。此穴对增强腹腔诸脏器，特别是生殖系统的功能有重要作用。可用毫针直刺 1～1.5 寸，针刺得气后，即出针。体弱者，可留针 5～10 分钟。每日 1 次，或隔日 1 次。

2. 针刺养生注意事项

（1）选穴要精当 针刺养生一般而言，1 次不宜选穴太多，应少而精。要根据不同的养生需要，选择不同的腧穴，可选用单腧穴，也可选用几个腧穴配伍。

（2）施针要和缓 针刺操作手法宜和缓，刺激强度适中，不宜过大。一般来说，留针不宜过久，得气后即可出针，针刺深度也应因人而异。年老体弱或小儿，进针不宜过深，形盛体胖之人，则可酌情适当深刺。

（3）把握针刺宜忌 针刺方法有一定的禁忌证，特别是禁针穴位，必须牢记。空腹、过饱、醉酒、惧怕针刺者，不宜针刺。

（4）及时处理针刺意外 针刺过程中，由于各种原因，可能出现晕针、滞针、弯针、折针等特殊情况，应当针对不同情况，及时处理。

二、艾灸养生

艾灸养生又称保健灸，是用艾条或艾炷在身体某些特定穴位上施灸，以达到和气血、调经络、养脏腑、益寿延年的目的。中医学认为，灸法适应证广，疗效确切，安全可靠，易学易用，广泛地运用于各科疾病治疗与保健中。艾灸养生不仅用于强身保健，亦可用于久病体虚之人的调养，是我国独特的养生康复方法之一。

灸疗用于防病保健有着悠久的历史，古人对艾灸的养生作用推崇备至。时至今日，艾灸养生仍是一种在广大群众中广泛流传、行之有效的养生方法。

1. 艾灸养生常用方法

（1）艾炷灸法

1）直接灸：将艾炷直接放在穴位上施灸，待艾炷快燃尽时，即患者感到烫时，立刻换一个艾炷点燃。每燃一个艾炷叫一壮。根据病情决定施灸壮数。一般每穴 1 次，可灸 3 壮、5 壮、9 壮不等，并根据穴位所在的部位，酌情选用大小适宜的艾炷。头部宜用麦粒大小的艾炷，腹部宜用大一些的艾炷。

2）间接灸：灸时隔以姜片、蒜片、盐粒等点燃施灸的方法。隔姜灸多用于阳虚证，如体弱或动则气喘、出汗、无力等；隔蒜灸多用于治疗外科疾病如疖肿初起等；隔盐灸常用于治疗虚脱等。

（2）艾条灸法

1）温和灸：将艾条一端点燃后，对准穴位，距穴位所在皮肤2cm左右进行熏烤，使穴位处产生温热而不感到灼热为度。

2）回旋灸（又称熨热灸）：将点燃后的艾条对准穴位或患部熏烤，患者感到温热后，就将艾条缓慢地来回移动或做环形移动，扩大温热刺激的范围。

3）雀啄灸：将燃着的艾条对准穴位，像鸟雀啄食一样，有节奏地一起一落，出现热烫感觉就抬起。如此反复多次，给予穴位多次短暂的热刺激。

（3）温针灸法　温针灸法是针、灸并用的一种方法，先将针刺入穴位，得气后，取2～3cm长的艾段，套在针柄上，点燃其下端，使艾条的热通过针体传到穴位。

2. 艾灸养生常用穴位

（1）神阙　位于当脐正中处。神阙为任脉之要穴，具有补阳益气、温肾健脾的作用。每次可灸7～15壮，灸时用间接灸法，如将盐填脐心上，置艾炷灸之，有益寿延年之功。

（2）足三里　常灸足三里，可健脾益胃，促进消化吸收，强壮身体，中老年人常灸足三里还可预防中风。用艾条、艾炷灸均可，时间可掌握在5～10分钟。养生家还主张常在此穴施疤痕灸，使灸疮延久不愈，可以强身益寿。

（3）中脘　位于腹正中线脐上4寸处。为强壮要穴，具有健脾益胃、培补后天的作用。一般可灸5～7壮。

（4）膏肓　位于第四胸椎棘突下旁开3寸处，常灸膏肓穴，有强壮作用。常用艾条灸，15～30分钟，或艾炷灸7～15壮。

（5）涌泉　脚趾卷曲，在前脚掌中心凹陷处取穴。此穴有补肾壮阳、养心安神的作用。常灸此穴，可健身强心、益寿延年。一般可灸3～7壮。

（6）气海、关元　均为人体强壮保健要穴，每天艾灸1次，能调整和提高人体免疫功能，增强人的抗病能力。《类经图翼·经络》云："昔柳公度曰：吾养生无他术，但不使元气佐喜怒，使气海常温尔。今人既不能不以元气佐喜怒，若能时灸气海使温，亦其次也。"

3. 艾灸养生注意事项

（1）把握施灸禁忌　灸法能益阳伤阴，阴虚阳亢患者及邪热内炽的患者，禁施灸法；颜面五官，有大血管的部位，孕妇的腹部、腰骶部及阴部，不宜施灸。

（2）注意施灸顺序　艾灸时一般是先灸上部，后灸下部，先灸阳部，后灸阴部。

壮数一般是先少后多，艾炷是先小后大。

（3）掌握艾灸剂量　每穴一般灸 2～3 壮，即具补益功效，不宜过多。艾炷灸的多少、大小应因人及所灸部位的不同而有所区别。一般体弱者，宜小宜少；体壮者，宜大宜多。就部位而言，头部宜小宜少；腰腹部可增大增多；四肢末端宜少。

（4）防止施灸意外　实施艾灸时需要严格操作，避免烧伤、烫伤及火灾。

三、推拿养生

推拿养生法，是我国传统的保健养生方法之一，是通过各种手法刺激体表经络或腧穴，以疏通经络，调畅气血，调整脏腑，达到防病治病、促进病体康复目的。由于其方法简便易行，防治结合，效果安全可靠，成为深受广大群众喜爱的养生保健措施。

1. 推拿养生常用部位

（1）揉太阳　用两手中指端，按两侧太阳穴旋转揉动，先顺时针转，后逆时针转，各 10～15 次。具有清神醒脑的作用，可以防治头痛头晕、眼花视力下降。

（2）点睛明　用两手食指指端分别点压双睛明穴，共 20 次左右，具有养睛明目的作用，可以防治近视眼、视疲劳。

（3）揉丹田　将双手搓热后，用右手中间三指在脐下 3 寸处旋转推拿 50～60 次。丹田，是男子精室、女子胞宫所在处。养丹田，可助两肾，填精补髓，祛病延寿。常行此法具有健肾固精、改善胃肠功能的作用。

（4）摩中脘　用双手搓热，重叠放在中脘穴处，顺时针方向摩 30 次，然后再以同样手法逆时针方向摩 30 次。中脘位于肚脐与剑突下连线中点，居于人体中部，为连接上下的枢纽。常习此法，具有调整胃肠道功能的作用。

（5）搓大包　双手搓热，以一手掌摩搓对侧大包及胁肋部，双手交替各 30 次。大包是脾之大络，位处胁肋部，为肝胆经脉所行之处。每日操作此法，有调理脾胃、疏肝理气、清肝利胆之功效，可防治肝胆疾病、岔气、肋间神经痛等疾病。

（6）揉肩井　肩井位于肩部，当大椎穴（督脉）与肩峰连线的中点取穴，手足少阳、阳维之交会穴。以双手全掌交替揉摩双肩，以拇指、食指、中指拿捏肩井，每日20～30 次。此法具有防治肩周炎、颈椎病的作用。

（7）擦颈劳　颈劳位于颈项部，第 3 颈椎棘突下旁开 0.5 寸。双手搓热，以拇指、食指捏揉颈劳穴，再以全掌交替擦颈项部 30 次。颈项是人体经脉通往头部和肢体的重要通道。每日常行此法有舒筋活络、消除颈部疲劳，防治颈椎病、血管性头痛、脑血管病的功效。

（8）搓劳宫　以双手掌心相对，顺时针搓压劳宫穴 30 次；再用一手的拇指、食指相对搓另一手的手指，从指根向指尖，五指依次一遍，再用一手掌擦另一手的手背，双手交替进行；最后将两手掌心劳宫穴相互搓热为止。劳宫为心包经的荥穴，每日常行此法，可起到养心安神、调和内脏、活血润肤等功效。

（9）按肾俞　先将双手搓热，再以手掌上下来回推拿肾俞穴 50～60 次，两侧同时或交替进行。此法可于睡前或醒后进行，也可日常休息时操作。肾俞位于腰部，中医学认为，"腰者肾之府"，肾为先天之本，主骨藏精。每日用双手摩腰部，使腰部发热，可以强肾壮腰，防治肾虚腰痛、风湿腰痛、强直性脊柱炎、腰椎间盘突出症等腰部疾病。

（10）点环跳　先以左手拇指端点压左臀环跳穴，再用右手点右臀环跳穴，交叉进行，每侧 10 次，可以舒筋活络，通利关节，能防治坐骨神经痛、下肢活动不利、腰膝酸软等症。

（11）擦涌泉　先将两手互相搓热，再用左手手掌擦右足涌泉穴，右手手掌擦左足涌泉穴，可反复擦搓 30～50 次，以足心感觉发热为度。此法适宜在临睡前或醒后进行。若能在操作前以温水泡脚，然后再实施，则效果更佳。本方具有温肾健脑、调肝健脾、安眠、改善血液循环、健步的功效，可强身健体，也可防治失眠心悸、头晕耳鸣等症。

2. 推拿养生注意事项　推拿时除思想应集中外，尤其要心平气和，全身也不要紧张，要求做到身心都放松。掌握常用穴位的取穴方法和操作手法，以求取穴准确，手法正确。注意推拿力度先轻后重，轻重适度。因为过小起不到应有的刺激作用，过大易产生疲劳，且易损伤皮肤。推拿手法的次数要由少到多，推拿力量由轻逐渐加重，推拿穴位可逐渐增加。推拿后有出汗现象时，应注意避风，以免感冒。

四、拔罐养生

拔罐养生是以罐为工具，利用燃烧、抽气等方法，形成罐内负压，使之吸附于体表穴位或患处，形成局部充血或瘀血，而达到防病治病、强壮身体为目的的一种中医养生方法。

拔罐疗法古称"角法"，是一种独具中医特色的养生保健方法，深受我国百姓喜爱，具有操作简便、取材容易、见效快、安全可靠的特点。《素问·皮部论》云："凡十二经络脉者，皮之部也，是故百病之始生也，必先于皮毛。"十二皮部与经络、脏腑密切联系，运用拔罐法刺激皮部，通过经络而作用于脏腑，可以调整脏腑功能、通经活络，在调理亚健康、养生保健、美容塑身等方面有很好的效果。

1. 拔罐养生常用方法

（1）留罐法　又称坐罐法，是临床最常用的一种方法，是指拔罐后将罐留置一段时间，一般为 10～15 分钟，小儿及体弱者以 5～10 分钟为宜。大而吸力强的罐具留罐时间可适当短些，吸力弱或小罐的留罐时间可适当长些。可根据病变范围的大小，选择多罐或单罐。

（2）闪罐法　是将罐拔上后立即取下，如此反复吸拔多次，以皮肤潮红为度。此法多用于局部皮肤麻木或功能减退的虚证患者，或肌肉松弛、留罐有困难的部位。需注意，如果反复操作易使罐口温度过高，应换罐操作。

（3）走罐法　又称推罐法，即先在走罐所经皮肤和罐口（以玻璃罐为佳）涂上凡士林等润滑剂，待罐具吸拔住后，以手握住罐底，稍倾斜，使推动方向的后边着力，前边略提起，缓慢地来回推拉移动，至皮肤出现潮红或瘀血为止。此法常用于面积较大、肌肉丰厚的部位，如腰背部等。由于兼具按摩作用，临床较为常用。

（4）药罐法　是指将药物治疗与拔罐相结合的方法。在罐内负压和温热作用下，局部毛孔和汗腺开放，毛细血管扩张，血液循环加快，药物可更直接被吸收。常用的方法有两种：①药煮罐法：一般选用竹罐，将方药装入布袋中，放入锅内加水煮至一定浓度，再把竹罐放入药液内煮 15 分钟，使用时按水罐法吸拔在治疗部位。②药贮罐法：一般选用抽气罐，将药液贮于罐内，然后按抽气法吸拔在治疗部位。

2. 拔罐养生常用穴位

（1）背俞穴　背俞穴是脏腑经气输注于背腰部的腧穴，位于足太阳膀胱经的第一侧线上，即后正中线（督脉）旁开 1.5 寸处。大体依脏腑位置而上下排列，共 12 穴，即肺俞、厥阴俞、心俞、肝俞、胆俞、脾俞、胃俞、三焦俞、肾俞、大肠俞、小肠俞、膀胱俞。背俞穴拔罐，可畅通五脏六腑之经气，调理其生理功能，促进全身气血运行，是拔罐养生的常用穴位。

（2）涌泉　涌泉是足少阴经第一个穴位，位于人体最下部足掌心处。体内湿毒之邪重着黏腻，易趋于下，不易排出，常阻塞经络气血，引发许多疾病。涌泉穴拔罐可以排出体内的湿毒浊气，疏通肾经，使肾气旺盛，配伍足三里更可使人体精力充沛，延缓衰老。

（3）三阴交　三阴交为肝、脾、肾三条阴经交会之穴。肝藏血，脾统血，肾藏精，精血同源。经常进行三阴交拔罐可调理肝、脾、肾三经的气血，健脾利湿，疏肝补肾，使先天之精旺盛，后天气血充足，从而达到健康长寿。

（4）足三里　足三里所在的足阳明胃经是多气多血之脉，经常在足三里穴拔罐，可以起到调节人体免疫力、增强抗病能力、调理脾胃、补中益气、通经活络、疏风化湿、扶正祛邪的作用。

（5）关元　关元穴是保健拔罐疗法的常用穴位，配合长期施灸，借助火力，可以温通经络，固本培元，补虚益损，壮一身之元气。

（6）大椎　大椎属督脉，为手足三阳经与督脉的交会处，手足三阳的阳热之气由此汇入本穴并与督脉的阳气上行头颈。在此穴位拔罐，有调节阴阳、疏通经络、清热解毒、预防感冒、增强身体免疫力的功效。

3. 拔罐养生注意事项　要根据不同的养生保健需求选用不同的部位，并选择适宜的罐具和拔罐方法。拔罐时要选择适当体位和肌肉丰满的部位，心前区、皮肤细嫩处、皮肤破损处、外伤骨折处、体表大血管处、皮肤瘢痕处、乳头、骨突出处等均不宜拔罐。用火罐时应避免烫伤。若烫伤或留罐时间太长而皮肤起水疱时，应及时处理。面积小者，仅涂以甲紫药水，保持局部干燥、卫生清洁、防止擦破即可。水疱较大时，用消毒针将水放出，再涂以甲紫药水，或用消毒纱布包敷，以防感染。拔罐时间的间隔根据具体情况而定，体质较虚者可以每隔 2～3 日拔罐 1 次。连续每日拔罐的，应注意轮换拔罐部位。在给患者拔罐时，应密切观察其反应，如患者有晕罐等情况，应及时处理。

有下列情况之一者，应禁用或慎用拔罐疗法：①皮肤严重过敏或皮肤患有疥疮等传染性疾病者不宜拔罐。②重度心脏病、心力衰竭、呼吸衰竭、肺结核活动期、有出血倾向及严重水肿的患者不宜拔罐。③重度神经质、全身抽搐痉挛、狂躁不安、不合作者，不宜拔罐。

五、刮痧养生

刮痧养生是以中医经络腧穴理论为指导，通过特制的器具（牛角、玉石等）和相应的手法，蘸取一定的介质，在体表进行反复刮拭、摩擦，使皮肤局部出现红色粟粒状或暗红色出血点等"出痧"变化，从而达到活血透痧、防治疾病目的的一种中医养生方法。

刮痧是中国传统的自然疗法之一，历史悠久。由于其属于非药物自然疗法，具有简便易行、效果明显的特点，适合医疗及家庭保健，临床应用广泛，深受大众喜爱。近年来刮痧疗法越来越多地运用到强身健体、减肥美容等养生保健领域。还可配合针灸、拔罐、刺络放血等疗法使用，加强活血化瘀、祛邪排毒的效果。

1. 刮痧养生常用方法　运用刮痧的方法进行养生保健，可在人体的头面、颈项、胸腹、四肢等不同的部位进行操作。

（1）头部刮痧　头部刮痧有改善头部血液循环、疏通全身阳气之作用，可防治中风及中风后遗症、头痛、脱发、失眠、感冒等病症。

由于头部有头发覆盖，须在头发上用刮板刮拭，故不必涂刮痧润滑剂。为增强刮拭效果可使用刮板边缘或刮板角部刮拭。每个部位刮 30 次左右，刮至发皮发热为宜。手法采用平补平泻法，医者并用一手扶患者头部，以保持头部稳定。刮痧时可循以下线路操作：①刮拭头部两侧，从头部两侧太阳穴开始至风池穴，经过穴位为头维、颔厌等。②刮拭前头部，从百会经囟会、前顶、通天、上星至头临泣穴。③刮拭后头部，从百会经后顶、脑户、风府至哑门穴。④刮拭全头部，以百会穴为中心，呈放射状向全头发际处刮拭，经过全头穴位和运动区、语言区、感觉区等。

（2）颈部刮痧　经常刮拭颈部，具有育阴潜阳、补益正气的作用，可防治颈椎病、感冒、头痛、近视、咽炎等病变。刮痧时可循以下线路操作：①刮督脉颈项部分，从哑门穴刮到大椎穴。②刮拭颈部两侧到肩，从风池穴开始经肩井、巨骨至肩髃穴。颈后高骨为大椎穴，用力要轻柔，用补法，不可用力过重，可用刮板棱角刮拭，以出痧为度。肩部肌肉丰厚，用力宜重些，从风池穴一直到肩髃穴，应1次到位，中间不要停顿。一般用平补平泻手法。

（3）背部刮痧　刮拭背部可以调节全身气机及五脏六腑的功能，具有良好的养生保健作用。背部刮痧一般由上向下刮拭，先刮后正中线的督脉，再刮两侧的膀胱经脉和夹脊穴。背部正中线刮拭时，手法应轻柔，用补法，不可用力过大，以免伤及脊椎。可用刮板棱角点按棘突之间，背部两侧可视患者体质、病情选用补泻手法，用力要均匀，中间不要停顿。

（4）胸胁部刮痧　胸部正中为任脉所循行，分布有天突、膻中、鸠尾等重要穴位，刮拭胸部，可以疏调上焦气机，宽胸理气。两胁部为少阳胆经及厥阴肝经循行部位，刮拭该处可起到调畅肝胆气机、升发阳气的作用。刮拭胸部正中线用力要轻柔，不可用力过大，宜用平补平泻法。胁部用刮板棱角沿肋间隙刮拭。乳头处禁刮。胸胁部刮痧时可循以下线路操作：①自上而下刮拭胸部正中线，从天突穴经膻中穴向下刮至鸠尾穴。②刮拭两侧胸胁部，从正中线由内向外刮，先左后右，用刮板整个边缘由内向外沿肋骨走向刮拭。中府穴处宜用刮板角部从上向下刮拭。

（5）四肢刮痧　四肢为十二经脉循行的主要部位，四肢刮痧可以直接调理全身经络气机，并且通过刺激经络上的相应穴位，而达到疏通气血、调整脏腑功能的作用。刮拭四肢时，遇关节部位不可强力重刮。对下肢静脉曲张、水肿者，应从下向上刮拭。四肢刮痧时可循以下线路操作：①刮拭上肢内侧部，由上向下刮，尺泽穴可重刮。②刮拭上肢外侧部，由上向下刮，在肘关节处可作停顿，或分段刮至外关穴。③刮拭下肢内侧，从上向下刮，经承扶穴至委中穴，由委中穴至跗阳穴，委中穴可重刮。④刮拭下肢外侧部，从上向下刮，从环跳穴至膝阳关穴，由阳陵泉穴至悬钟穴。

2. 刮痧养生注意事项

（1）一般事项　刮痧时应避风，注意保暖，以防刮痧时皮肤局部汗孔开泄，风邪袭入，加重病情。出痧后饮一杯热水（淡糖盐水最佳），并休息15～20分钟。出痧后3～4小时以内忌洗浴。不要刻意追求出痧。血瘀、实证、热证出痧较多；虚证、寒证不易出痧。刮痧部位的痧斑未退之前，不宜在原处再次进行刮拭出痧。再次刮痧时间需间隔3～6天，以皮肤上痧退为标准。

（2）刮痧禁忌　①危重病症，如急性传染病、重症心脏病、高血压、中风、出血倾向性等疾病禁用刮痧。②刮治部位的皮肤有疖肿、破溃、疮痈、斑疹、皮下不明原因包块、急性扭伤、创伤或骨折部位、浮肿部位、严重过敏者禁用刮痧。③妊娠妇女的腹部和腰骶部，妇女经期下腹部、面部均不宜刮痧。

（3）晕刮防治 晕刮，即刮痧过程中出现的晕厥现象，多表现为头晕、面色苍白、心慌、出冷汗、四肢发冷、恶心欲吐或神昏仆倒等。其原因多为患者精神过度紧张或对疼痛特别敏感，或空腹、过度疲劳，或刮拭时间过长，刮拭部位过多。因此，以刮痧进行养生保健时，刮拭部位宜少而精，根据患者体质选用合适的补泻手法，同时注意观察，一旦发现有晕刮现象出现则及时停止，立即让晕刮者平卧、保暖，并饮温糖水，或点人中、内关、足三里，刮百会、涌泉，即可缓解。

六、敷贴养生

敷贴养生，是将中药配制成丸、散、膏等剂型，施于腧穴或病变局部等部位，利用中药对穴位的刺激作用来保健养生及防治疾病的方法。

中药穴位敷贴疗法属于中医外治法，它可以发挥药物和经络腧穴的双重作用，经皮肤给药的方式避免了肝脏和肠道的首过效应，具有疗效确切、副作用小、使用方便等特点，在养生保健领域具有独特的优势。

1.敷贴养生常用方法

（1）敷贴养生的药物 敷贴法的药物剂型，目前仍以丸、膏、糊、饼剂为主，多用白芥子、延胡索、细辛、甘遂、鲜生姜汁等。常用的溶剂有水、白酒、黄酒、姜汁、蜂蜜、凡士林等，还可根据病情应用药物浸膏作为溶剂。

（2）敷贴养生的操作方法

1）选穴：穴位敷贴选穴力求少而精，一般多选用病变局部的穴位、阿是穴或经验穴。其中神阙、大椎、涌泉和肺经、膀胱经上的腧穴为临床所常用。神阙穴位于腹部中央，外联经络毛窍，内应五脏六腑，为诸脉汇聚之处，药物贴敷于该穴，可以激发经络脏腑之气，疏通经络，通调水道，调和气血，达到预防和治疗疾病的目的。膀胱经的肺俞、心俞、脾俞、肾俞等穴也比较常用。肺俞止咳化痰，心俞养血安神，脾俞培土生金，肾俞纳气固本，在这些穴位上敷贴药物，可使三焦通调，阴阳平衡，达到防病治病效果。

2）敷贴方法：敷贴时先定准穴位，再将敷贴药物用纱布或胶布固定。敷贴时间应视药物药性、刺激强度和个体敏感性的不同，做适当调整，以患者耐受为度。一般短则30分钟左右，长达4～6小时，儿童敷贴时间要明显短于成人。一般间隔10～20天进行1次，可连续敷贴3～5次。如需再次敷贴，应待局部皮肤基本恢复正常后进行。

2.敷贴养生注意事项 贴敷后局部皮肤微红或有色素沉着、轻度瘙痒均为正常反应，不影响疗效。若贴敷后皮肤局部出现刺痒难忍、灼热、疼痛感觉时，应立即取下药膏，禁止抓挠，不宜擅自涂抹药物。若皮肤起水疱，应及时处理。面积小者，涂以甲紫药水，保持局部干燥卫生、防止擦破，一般可自行痊愈。水疱较大时，用消毒针将水放出，再涂以甲紫药水，或用消毒纱布包敷，以防感染。若皮肤出现红肿、大水疱等严重反应，需及时到皮肤科就医。敷贴期间注意禁食生冷、刺激性食物，禁食海鲜、虾等发物。外敷时注意调节干湿度，敷贴后要注意很好的固定，勿大量出汗，以防药剂脱落、药物流失。体弱消瘦的人及有严重心脏病、肝病患者，药物用量不宜过大，敷贴时间不宜过长。贴敷期间要保证充足的睡眠。勿吹冷空调、勿洗凉水澡、冬季注意身体保暖，以免冷毛孔收缩影响药物吸收。

注意敷贴的禁忌：①过敏体质者、严重心肺功能疾病者。②疾病处于急性发作期、发烧期间。③有接触性皮炎、皮肤长有疱、疖等皮肤病者，及局部皮肤有破损者。④糖尿病血糖控制不佳者。⑤2岁以下的孩子、孕妇、年老体弱者。

七、男性生殖健康常用经络养生法

1. 补肾壮腰

（1）推膀胱经　受术者俯卧。调理师站于受术者右侧，以掌推受术者督脉、足太阳膀胱经，从上向下，由轻到重，重点推腰骶部，以透热为度。每条经推5遍。腰为肾之府，推腰骶具有健肾壮腰益精、疏通经络的作用。

（2）按揉腰眼　调理师用掌根按于受术者腰眼穴（在第四腰椎旁约2寸的凹陷中），逐渐用力做环形旋转按摩，以受术者有局部酸胀感为佳，持续按揉5～10分钟。本法具有松解腰部经筋的作用。

（3）按揉肾俞　调理师以两手拇指点按第二腰椎棘突下肾俞穴。每次约1分钟。本法有温肾补阳的功能。

（4）捶打腰背　调理师双手握成拳状，以拳面、拳背、拳底有弹性有节律地击打受术者腰背部。时间大约1分钟。通过对背部穴位的刺激，达到疏通经脉、调和脏腑气血之目的。

（5）掌擦腰骶　调理师以全掌着力在受术者腰骶部做快速往返直线擦动，使受术者局部有温热感为佳。时间大约1分钟。

（6）擦揉足心　调理师一手固定受术者足部，一手用鱼际部位快速推擦受术者足底部，要求用力持续、均匀、渗透、柔和，擦揉至受术者足心有发热感为止，然后推擦另一侧。每侧推擦大约1分钟。本法有滋肾阴降虚火之效。

（7）揉摩丹田　受术者俯卧。调理师站于受术者右侧，将手搓热后置于受术者丹田（脐下2～3寸）处，再用右手食指、中指、无名指、小指四指做轻柔缓和的环旋揉动，以达到培补元气之功效。时间大约2分钟。

（8）揪提耳垂　调理师坐于受术者头侧，两手拇指、食指沿耳郭自上而下按摩数次，然后双手揪提受术者耳尖、耳垂数次。如此反复操作20次，或至受术者耳部感到微热。肾开窍于耳，揪提和按摩耳部可以激发耳部经络的功能，提高保健效果。

2. 益肾填精

（1）双手掌重叠，从剑突向下推腹至耻骨联合，反复36次。

（2）按摩肚脐下边的关元、气海穴各100次。双手搓捻阴茎100次，早晚各1次。

（3）双手外劳宫穴（手背）紧贴背部双肾俞穴，手指放松，微屈，按摩30次，速度不宜过快，要稍用力缓慢进行。

（4）两手掌搓热后，分别轻握住两侧睾丸，揉搓50次。

（5）用拇指和食指捏掐跟腱处（太溪、昆仑穴），边按边压，上下移动5～6次，每天2次。

第五节　男性生殖健康与药物养生

药物养生是在中医药理论指导下，运用药物来强身健体、却病延寿的方法，是中医养生保健的重要手段。千百年来，历代医家不仅发现了许多具有养生作用的药物，而且还创造了不少行之有效的养生方剂，积累了丰富的药物养生经验。

一、药物养生的原则

1.注重体质，因人用药　因人用药是根据个体体质、年龄、性别等不同特点，有针对性地选择相应的方药进行养生。人的禀赋强弱、年龄老幼、生活优劣、情志苦乐、地区差异等，决定了不同个体的生理、病理特点，因而在药物养生方面亦应因人而异。

体质的差异是人体内在脏腑阴阳气血偏颇和功能代谢活动各异的反映。认真分析不同个体的体质类型，对于认识个体易患易感疾病的形成、发展及其规律，进而提高药物养生的准确性具有重要意义。注重体质，因人选药体现了中医辨证论治的思想，在实际运用中要求养生一定要根据个体情况进行辨证，分清寒热虚实、脏腑阴阳，合理选用具有针对性的药物和方剂，才能取得理想的养生效果。

2.扶正祛邪，辨证遣药　是药物养生的又一重要原则。人的禀赋不同，体质有强弱之分，因此运用药物养生要有的放矢。年老体虚之人正气不足，往往无力抵御外邪，容易形成正虚邪盛的证候。虚则补之，实则泻之，两者截然不同，但又必须兼顾，要仔细衡量虚实孰轻孰重。虚少实多，应以祛邪为主；虚重实轻，应以扶正为主。因此，前人早有攻补兼施之法，或攻多补少，或补多攻少，或寓补于泻，或寓泻于补。

时下生活优越，人们往往重补而轻泻。然而，嗜食膏粱厚味，而脂醇充溢，形体肥胖，气血痰食壅滞已成隐患。因此，泻实之法也是养生保健的重要方法之一。体盛邪实者，更要注意祛邪。祛邪的方法有汗、下、清、消等，应根据不同的情况，采用不同的方法，但又不可因体盛而过分地攻泻。攻泻太过易伤正气，不但不能起到养生保健的作用，反而适得其反。故方药养生中的泻实之法，是以不伤其正为原则，力求达到汗毋大泄，清毋过寒，下毋峻猛，消毋耗气。

3.天人相应，顺时选药　药物养生必须遵循中医学的天人相应的整体观念，根据春风、夏暑、长夏湿、秋燥、冬寒的规律，灵活用药。遵循"春夏养阳，秋冬养阴"（《素问·四气调神大论》）的原则，在药物选择方面，春夏季节不宜过用辛温发散之品，以免开泄太过，耗气伤阴；秋冬季节要慎用寒凉药物，以防耗伤阳气。同时要顺应主时脏腑的生理特点而调整药养所用的原则和方药，如春季气候渐暖，万物生机益然，故药物养生以清补、柔补、平补为原则；夏季阳气蒸腾，万物生长最为茂盛，药物养生要以甘平、甘凉之品为主，不宜用燥热补药，以防燥热伤津助火；长夏暑热交蒸，湿气较重，药物养生要以清补之品为宜，辅以芳化运脾之药，以防滋腻困脾；秋季气候由热转凉，万物由"长"到"收"，自然界阳气渐收，阴气渐长，气候干燥，易伤人体阴津，肺旺肝弱，脾胃易受其影响，故秋季药物养生要以护阴润燥为主，辅以补养气血，忌服耗散伤津之品；冬季阳气潜伏，万物生机闭藏，肾气最易耗损，药物养生要遵循冬令进补的原则，宜用性温益精之品，以补益肾气。

4.谨慎用药，切忌滥用　衰老是一个缓慢的渐进过程，然而由于先天禀赋的不同，平素注重保养有别，所以生理年龄相同的人，体表征象却可能不完全一样。药物养生作为一种辅助方法，对推迟衰老确有一定效果，但又有别于食物能饱腹之立竿见影，需要有一个循序渐进的过程，宜恰到好处，适可而止，不可过偏。若唯虚是补，偏执一端，盲目滥补，急于求成，则反会伤害人体，导致气血阴阳失衡，脏腑功能发生紊乱，变生疾病，或加重已有疾病。所以在运用方药进行养生保健时，切忌随便滥用，一定要谨慎用药。

二、男性生殖健康常用药物

1.扶正治法类　扶正，即补益五脏，补气血阴阳精等，有增强体质、促进脏腑功能、使气血阴阳肾精充足的功能，亦能增加人体抗病能力，促进疾病康复。

（1）补肾填精法　该法主要用补肾益精的药物，来起到补肾生精的作用，具有促进精子生长、使精液量增多、提高性能力、抗衰老等作用，主要用于无精症、少精症、阳痿、早泄、更年期综合征、性欲淡漠、房劳、早衰、体质先天发育不良等。在治疗慢性前列腺炎、前列腺增生、阴茎发育不良等疾病中，亦常加入补肾益精药。在以其他治法（如固肾涩精法、补益气血法、回阳救逆法、健脾补心法、温补脾肾法等）为主的治疗中，补肾填精法亦常作为兼治法加入。

补肾填精法，亦有偏温偏凉的不同。偏凉者，主要用于偏肾阴虚者，如熟地黄、鸡子黄、制首乌、天冬、龟板胶、黑芝麻、海参、紫河车、阿胶、乌龟、黄精、猪脊髓、雄鸡肾、雄鸡肝等；偏温者，主要用于偏肾阳虚者，如肉苁蓉、鹿茸、菟丝子、枸杞子、蚕蛾、雀卵、蛤蚧、海马、黄狗肾、雀肉、冬虫夏草、虾、羊鞭、雀脑、蚂蚁、牛骨髓等。处方：①龟鹿补肾汤：治疗阳痿（肾阳虚者），药用鹿角胶（熔化）、龟甲（熔化）、枸杞子、肉苁蓉、炙黄芪、熟地黄、淫羊藿、益智仁、巴戟天、阳起石（打碎先煎）。水煎服。②龟鹿五子地黄汤：治疗不育症，药用熟地黄、淮山药、山茱萸、牡丹皮、茯苓、泽泻、五味子、车前子、菟丝子、枸杞子、覆盆子、龟胶、鹿胶。水煎服。

（2）固肾涩精法　该法主要用固肾涩精的药物，来恢复精关开启功能，达到控制精室容易开启的目的，主要用于肾虚所致的遗精、滑精、早泄等。在治疗慢性前列腺炎、不育症、阳痿、男子更年期综合征、房劳等疾病中，亦常加入补肾固精药。单独运用固肾涩精法者较少，常辅此补肾阴，或补肾阳，或健脾益气法，或清利法。常用的固肾涩精药，如五味子、金樱子、莲子、山茱萸、桑螵蛸、肉豆蔻、赤石脂、芡实、覆盆子、益智仁、煅龙骨、煅牡蛎、刺猬皮等。方如金锁固精丸、秘精丸等。

（3）补益气血法　该法主要用补气补血的药物，来恢复身体气血虚弱状态，从而达到强壮身体、恢复性能力、提高精液质量的目的，主要用于气血虚弱所致的阳痿、遗精、早泄、早衰、精液质量不佳等。在治疗慢性前列腺炎，更年期综合征、不育症、生殖系结核等疾病中亦常加入。本法常与补肾阳法、固涩肾精法、活血化瘀法、软坚散结法合用。常用的补益气血药物，如党参、黄芪、炙甘草、沙参、人参、当归、白芍、熟地黄、鸡血藤、阿胶、何首乌、紫河车等。方如补气黄芪汤（黄芪、人参、茯神、麦冬、白术、五味子、肉桂、熟地黄、陈皮、阿胶、当归、芍药、牛膝、炙甘草，为散服）。

（4）回阳救逆法　该法主要用温阳益气药，来峻补暴脱之阳，从而达到回阳救急散寒的作用，主要用于阳气暴脱、元气不固所致的房事昏厥、缩阳症。常用燥烈温阳散寒药与峻补气之药组成。常用的回阳救逆药物，如人参、黄芪、附片、肉桂、干姜等，方如四逆加人参汤。

（5）健脾补心法　该法主要用健脾养心安神的药物，来恢复脾脏的运化功能及脾气的涩摄功能、心神的安定，从而达到气旺神安的作用，主要用于思虑过度，或体力劳动过久造成心脾亏虚、心神不安所致的阳痿、遗精、早泄、性欲淡漠等。在不育症、更年期综合征治疗中，亦常加入该法。本法常与补肾法、固肾涩精法、疏肝解郁法联合运用。常用的健脾补心药物，如党参、人参、黄芪、云苓、白术、淮山、大枣、炙甘草、当归、白芍、阿胶、远志、五味子、酸枣仁、茯神、龙眼肉、牡蛎、龙骨等，方如归脾汤。

（6）温补脾肾法　该法用温补脾肾之药，来恢复人体脾肾之阳。恢复人体衰弱的阳气，具有振奋精神、恢复体质、提高精子活力、提高与恢复性能力的作用，主要用于久病脾肾阳虚，或脾阳虚日久损及肾阳，或年老阳气渐衰，或房劳等阴损及阳所致的性欲淡漠、阳痿、滑精、尿频、尿失禁、前列腺增生、先天性睾丸发育不良、小阴茎、无精症、死精症、精子活力低下、阴冷等。在更年期综合征、生殖系结核、睾丸鞘膜积液、生殖系肿瘤、房事眩晕、房事尿床、性快感不足、性幼稚低肌张力症候群等疾病中亦常加入温补脾肾法。本法常与滋阴填精、益气血、养心、活血化瘀、疏肝解郁、化痰、软坚等法联合运用。常用的温补脾肾药如干姜、荜澄茄、附子、肉桂、鹿茸、肉苁蓉、淫羊藿、蛇床子、补骨脂、益智仁、蛤蚧、冬虫夏草、巴戟天、锁阳、胡桃仁、仙茅、韭子、阳起石等，方如寒谷春生丹（熟地黄、白术、当归、枸杞子、杜仲、仙茅、巴戟肉、山萸肉、淫羊藿、韭菜子、肉苁蓉、蛇床子、制附子、肉桂。蜜丸，盐汤或温酒送服）。

2. 驱邪治法类 祛邪，即祛除体内病邪及病理产物，改善人体功能紊乱状态。在男科治疗中，祛邪主要是祛除湿热秽毒、水湿、瘀血、痰结，以及气机失调等。在男科治疗中，主要有疏肝解郁法、活血化瘀法、清热解毒法、软坚散结法、清热利湿法、活血通精法、利湿化痰法。

（1）疏肝解郁法 本法运用疏肝理气和血的药物，来解除肝气郁而不舒所致的各类男科疾病。因肝气郁，则致气血郁滞，所以理气和血是疏肝必不可少的治法。本法具有解除精神抑郁、使心情畅达、宗筋气血通利的作用，主要用于因各种境遇因素，使心理压力长期不得缓解，或一时性的抑郁过激，或恐惧等所致肝气抑郁而造成的阳痿、早泄、不射精、性欲淡漠、阴茎异常勃起症等症。因肝主宗筋，又男科许多疾病造成患者心理压力大，心境不舒，且许多男科疾病病程较久，气血凝滞。所以在用其他治法治疗男科疾病中，亦常加入疏肝之法。常用的疏肝解郁药物有柴胡、郁金、刺蒺藜、白芍、青皮、青木香、川芎、香附、枳壳、蜈蚣、合欢皮、川楝子等，方如柴胡疏肝散、逍遥散、四逆散等。

（2）活血化瘀法 本法用通经祛瘀活血的药物，以达到畅通血行，使瘀阻通达的作用。本法具有改善睾丸供血，使曲张之精索静脉血行加快，改善精子活力、活率，改善与延缓前列腺的纤维化、增生状态，加快生殖系炎症渗出的改善与吸收的作用，主要用于慢性附睾炎（包括结核性）、输精管炎、前列腺慢性炎症、前列腺增生、生殖系外伤所致肿胀疼痛、精瘀症、阴茎硬结症、外伤所致的阳痿、不射精、阴茎异常勃起症、生殖系肿瘤等。在治疗生殖系的其他炎症、不育症、性功能障碍、精索静脉曲张等疾病中亦常加入活血化瘀药物。活血化瘀法常用药物有钟乳石、血竭、丹参、莪术、延胡索、水蛭、红藤、皂角刺、姜黄、乳香、牛膝、全蝎、没药、穿山甲、红花、川芎、木别子、地龙、笔头灰、急性子、王不留行、路路通、桃仁、赤芍、白芍、当归等，方如通窍活血汤、血府逐瘀汤、少腹逐瘀汤等。

（3）清热解毒法 本法用清热解毒的药物，来解除热毒蕴结所致的各种生殖系急性炎症。急性炎症常有红肿热痛的特点，或肉腐为脓。本法具有消炎抗菌、消肿，对抗炎症造成渗出的作用。内服主要用于生殖系统内在炎症，外用可用于生殖系统外表炎症。本法用于生殖系各种急性炎症，如睾丸炎、附睾炎、输精管炎、急性前列腺炎、阴囊炎、阴茎海绵体炎、软下疳、性病性肉芽肿；外用主要用于包皮炎、龟头炎、外阴部溃疡。本法常与清利湿热法、活血化瘀法、滋阴法合用。清热解毒法常用药物有大青叶、板蓝根、败酱草、马鞭草、虎杖、黄连、黄芩、栀子、黄柏、金银花、蒲公英、连翘、龙胆草、苦参、黄药子、生地黄、紫花地丁、凤眼草、大黄等，方如仙方活命饮、五味消毒饮等。

（4）软坚散结法　本法运用具有化痰软坚散结的药物，治疗浊痰瘀血结聚而形成的阴茎硬结症、生殖系肿瘤等。在前列腺增生及病程较久的慢性前列腺炎、慢性附睾炎、输精管炎性堵塞等疾病中，常加入此法。软坚散结常用药物，如昆布、海藻、三棱、莪术、穿山甲、牡蛎、浙贝母、皂角刺、虻虫、夏枯草等。方如丹参散结汤等。

（5）清热利湿法　本法主要运用清利湿热药，起到消除生殖系统湿热的作用，多具有消肿、抗炎、改善炎症造成的血循缓滞状态的功效。本法主要用于淋病、非淋菌性尿道炎、后尿道感染性或充血性炎症、前列腺感染性炎症、输精管炎、阴囊潮湿、疱疹、阴囊湿疹、阴囊急性蜂窝组织炎、阴茎接触性皮炎、脓精症。总之，适用于下焦湿热所致的男科疾病。本法亦常加入治疗阳痿、精索静脉曲张、精液液化迟缓、射精障碍、慢性前列腺炎、前列腺增生、精阜炎、睾丸炎、附睾炎等的其他治法中，并常与活血化瘀法、补肾法、疏肝解郁法、清热解毒法合用。常用的清热利湿药有栀子、石韦、泽泻、黄柏、木通、萹蓄、瞿麦、滑石、茵陈、地肤子、通草、车前子等，方如龙胆泻肝汤。

（6）活血通精法　该法主要运用活血化瘀或兼理气的药物，达到活血通精的目的，具有畅通精道及改善精液瘀滞状态的作用。本法主要用于不射精症、阻塞性无精症（或精道的不完全阻塞）、少精症、精瘀症、阴茎异常勃起症等。在治疗不育症、阳痿、精索静脉曲张、慢性附睾炎等症中，亦常加入此法。本法并常与益气法、补肾填精法、清热利湿法、疏肝解郁法合用。活血通精法常用药物有急性子、路路通、牛膝、地龙、水蛭、穿山甲、桃仁、笔头灰、青木香、白芷、丁香、蜈蚣、延胡索、郁金、青皮、三七等，方如活血通精汤。

（7）利湿化痰法　本法主要运用化痰祛浊利湿的药物，来消除生殖系统的痰湿凝聚与水肿，主要用于生殖系过敏所致包皮水肿、精液液化不良、精液黏稠、阴囊水肿、阴囊脂肪过多症、鞘膜积液、精液囊肿、外阴浆液性囊肿等。在治疗生殖系肿瘤、前列腺增生、慢性前列腺炎等疾病中，亦常加入此法。利湿化痰法常用药物有菖蒲、草薢、贝母、胆南星、苍术、牵牛子、防己、百部、白芷、蝼蛄、白芥子、僵蚕、法半夏、云苓、白术等，方如五苓散加味方。

3. 扶正祛邪治法类　扶正祛邪，即补益与祛邪合用。有的疾病，正气已伤，而外邪亦盛，只补正而邪不去，只祛邪则正不盛。所以，只有采用扶正祛邪之法。

（1）温肝散寒法　本法主要运用温阳与散寒之药，来治疗生殖系统受寒而发之疾病，主要用于寒邪直中肝经所致的阳痿、缩阳、阴囊汗多、阴冷等。常用的温肝散寒药有附子、肉桂、干姜、小茴、台乌、苍术、硫黄、吴茱萸、炮姜、丁香、蛇床子等，方如九仙灵应散。

（2）滋阴清热法　本法主要以滋阴药与清热药合用，治疗阴虚而内热生所致的男科疾病，常用于治疗阳痿、早泄、遗精、更年期综合征、房劳、性欲亢进等。常用药物有生地黄、熟地黄、山药、山萸肉、天冬、麦冬、阿胶、首乌、黄精、黄柏、知母、黄芩、牡丹皮等。方如知柏地黄丸。

（3）交通心肾法　本法运用泻心火、安心神、滋肾水的药物，来治疗心肾不交所致的男科疾病。在正常情况下，心阳下交于肾阴，肾阴上济于心阳，阴阳彼此协调，达到平衡，维持正常的生理活动。若肾阴不足，心火独亢，或心火亢于上，不能下交于肾，心肾阴阳失去了协调既济的关系，即为心肾不交。如因心神过劳，耗血伤阴，心火日旺；肾阴耗损，不足以上济心阳，即出现遗精、早泄、阳强等。治疗这类疾病，宜交通心肾法，两脏同治。常用药物有黄连、栀子、竹叶、灯心草、莲子心、茯神、远志、龙眼肉、龙齿、生地黄、熟地黄、山萸肉、天冬、枸杞子、旱莲草等，方如黄连阿胶汤。

第四章 男性生殖健康管理

第一节 男性生殖健康信息采集与管理

一、健康信息采集

1. 根据健康管理的个体需求选用合适的健康调查表（健康信息记录表）。如果个体只是要求体检，则使用健康体检表；在此基础上，如果个体同意接受以后的健康管理，则需收集行为危险因素相关的信息；如果发现个体有某种慢性病，如高血压、糖尿病等，则结合疾病管理选用疾病管理随访表。

2. 健康信息的收集按照所选定的健康调查表（健康信息记录表），逐项询问服务对象相关的信息。

（1）收集资料前的准备：熟悉所要使用的健康信息记录表的每一项内容，并接受调查员培训，同时使用该记录表进行预调查。

（2）明确调查对象。

（3）签署知情同意书：知情同意书要由被调查对象自主、自愿签署，调查员不得诱导和胁迫。

（4）开始调查：通常以面对面直接询问的方式进行调查。按问卷各项目的顺序逐一询问和记录。

（5）记录表的核查：完成询问后初步核对所调查的结果，看是否有漏问、漏填的项目，以及填写位置是否正确等，并及时改正。

（6）结束访谈，致谢：调查员签名、填写调查日期和联系电话等。

（7）资料的保存：当日收集的调查表做好当日记录后上交管理者或保存在规定的地方。

3. 体格测量。人体体格测量是评价营养状况的综合观察指标，常用指标有体重、身高、皮褶厚度及上臂围等，其中以体重、身高最为重要。所有测定值与人体相应正常值进行比较，即可做出人体营养状况的评价。

（1）体重与身高 体重反映的是体内蛋白质、矿物质、水分、脂肪与碳水化合物的总和。在水分恒定不变的情况下，体重可反映身体营养水平，尤其反映与蛋白质和脂肪有关的能量水平。体重由脂肪体重和去脂体重构成，是客观评价人体营养和健康状况的重要指标。健康体重，指维持人体各项生理功能正常进行，充分发挥身体功能的体重，其体重构成的各组分比例恰当。体重过低或过高，或体重构成的组分比例失衡（如体脂过高，去脂体重过低）都是不健康的表现。

（2）腰围 腰围是临床上估计患者腹部脂肪过多的最简单和实用的指标，不仅可用于对肥胖者的最初评价，在治疗过程中也是判断减肥效果的良好指标。男性腰围 ≥ 90cm、女性 ≥ 85cm，患肥胖相关疾病的危险性增加。

（3）血压 医学上的正常血压是对一定数量人的基础血压通过统计学处理得出的统计学平均数。我国成人血压的标准：正常血压：收缩压 < 120mmHg 和舒张压 < 80mmHg，正常高值：120mmHg ≤ 收缩压 < 140mmHg 和 / 或 80mmHg ≤ 舒张压 < 90 mmHg，高血压：收缩压 ≥ 140mmHg 和 / 或舒张压 ≥ 90mmHg。

4. 男科专项检查如下。

（1）男性生殖器检查 男性生殖系统的体格检查是在收集病史的基础上进行的。临床上以望诊和触诊为主，切忌漫无头绪的检查，应按一定的顺序进行体检并在条件允许的情况下进行必要的外科检查。对于某些疾病的检查，应向受检者晓以利害，争取受检者最大限度的配合，以利于疾病的诊断。

阴毛：观察阴毛有无、多少和分布情况。

阴茎：首先，观察包皮是否过长。其次，要注意尿道口的位置、大小、数目，是否有外伤、畸形、炎症，肿物及异味排尿口；尿道口有无分泌物、出血、血迹；尿道有无压痛、肿块、硬结等。最后，注意阴茎有无瘀斑、硬结、肿块、溃疡等情况。

阴囊及内容物：注意阴囊大小、形状、有无空虚；有无水肿、血肿、阴囊肿大；有无慢性炎症、溃疡、窦道、肿瘤及侧囊坏死、尿外渗等情况。睾丸检查应注意其大小、形状、硬度、重量、感觉有无异常。附睾检查注意附睾头部、体部、尾部之大小、硬度、有无结节及触痛、有无脓肿或阴囊瘘管。精索注意精索内有无肿块，有无精索静脉曲张。

肛门指检及前列腺检查：注意前列腺大小、硬度、是否有结节、压痛。

（2）精液检验 精液检验包括一般性状检验和显微镜检验精子的形态、数量和一般功能等，对男性不育症和男性生殖系统疾病的诊断及疗效观察有重要意义，也可用于男性绝育手术后效果观察。

精液一般性状：包含精液外观、量、凝固及液化、黏稠度。

精液生化和免疫学检验：精液化学成分、某些酶活性主要反映附属性腺分泌功能，对男性不育诊断、治疗及病因分析有重要临床意义。

精液显微镜检查：包括精子活动率、精子活动力、精子存活率、精子形态、精子密度。

精液微生物学检验：对明确男性生殖系统感染所致疾病与不育症的病因诊断有重要价值。

（3）前列腺液检验　①一般性状：主要包含前列腺液的量、颜色和透明度、酸碱度。②显微镜检查：主要包含卵磷脂小体和染色检查。

（4）尿动力学检查　尿动力学检查是测定尿路尿动力学的方法，用以诊断尿路梗阻，研究排尿功能障碍的病因及评价治疗效果。

1）上尿路动力学检查：主要用于上尿路梗阻的诊断，包括肾盂内压测定、肾盂和输尿管电视观察。

2）下尿路动力学检查：主要包括膀胱逼尿肌功能检查、尿道功能检查、排尿功能检查。

（5）活组织检查　包含睾丸组织活检和前列腺组织活检。

（6）细胞遗传学检查　随着西医学的不断发展，染色体技术的进步，细胞遗传学检查在疾病诊断、预防和治疗方面发挥着越来越重要的作用。男科疾病由染色体异常引起者并不少见，这些疾病可影响到男性生育能力。常用的细胞遗传学检查方法主要包括鼓槌体的检查、性染色质检查、染色体核型分析。

（7）免疫学检查　主要包括精子凝集试验、补体依赖方法、混合抗球蛋白反应和免疫球结合法、免疫标记技术。

（8）内分泌学检查　主要包括垂体促性腺激素测定、尿17–酮类固醇测定、血浆睾酮测定。

（9）其他检查：主要包括内窥镜检查、CT检查、输精管放射线检查、生殖系统细菌学和脱落细胞学检查、放射性核位素检查、超声检查、阴囊热像仪检查等。

二、不合逻辑健康信息记录的识别

不合逻辑健康信息记录的识别是应用一般常识和医学常识，对所收集的健康信息进行判断，看是否有违背常识的数据。如所确定的调查对象年龄范围在25～64岁，但某一调查表中的年龄却出现12岁；某一调查表记录性别为女性，但在疾病史中却记录有前列腺疾病；如正常心率范围一般为60～100次/分，但某一调查表中所记录的心率为1200次/分等。

不合逻辑健康信息记录识别的方法如下。

1. 直接审阅所收集的健康记录表。

2. 在建立计算机数据库结构时对相应变量进行逻辑设计，包括设置合理的数据范围［设定范围（如年龄范围设定在 ≥ 25 和 ≤ 64 之间）和合法输入值（如性别只能录入 1 或 2）］逻辑跳转（如性别为女性时，记录表中前列腺疾病等男性独有问题自动跳过）、自动编码、输入警告提示等。

3. 在数据录入完成后应用计算机进行逻辑差错识别。可通过编写简单的计算机程序找出不合逻辑的变量值。

三、信息录入

健康信息收集完成后的工作就是信息录入。信息录入就是把收集到的信息录入到计算机里保存，以便下一步的分析和使用。一般情况下，在调查问卷设计阶段就已经编写了调查问卷的编码，并在调查问卷里留出空格，要求调查者按照编码手册中不同变量所规定的编码填入相应的数值。在信息录入阶段可按照完成问卷里填写的数字，使用上级健康管理师设计好的数据库将调查问卷录入到计算机。

信息录入是整个研究过程最枯燥的一步，并且也是发生错误较多的一个环节。错误主要有读不懂手写文字、错误的答案、编码错误、错误的编码位置、遗漏数据、重复录入数据等。

四、信息清理

为了保证健康信息录入的准确性，必须进行健康信息的鉴别与核实。检查录入信息准确性的过程称为信息清理。鉴别和核实健康信息的原则包括检查核实数据编码是否正确、问题到编码的转换是否正确、录入是否正确。

信息清理的方法主要包括以下三种。

1. 双录入法　通过其他人重新输入数据库来检查错误的方法。当出现前后两次录入的数据不符的情况时，应重新参考源文件及调查问卷，直至找到错误并更正为止。

2. 直接审阅数据库文件　通过专人目测检查数据库文件中的记录是否存在相同的格式，是否有空白数据。如果应用固定栏目格式，只要出现任何缩写形式的目录就会发现错误位置栏而发生的编码错误。出现这种情况就应该重新输入正确的数据。同时，对数据中的缺失值已经进行过编码（如缺失值编码为 777）。如出现空白栏，则提示错误存在。

3. 计算机查错

（1）数据库设计合理编码　在健康信息录入前的数据库程序设计阶段，确定每一个变量特定范围内的编码来确认其属性，以规定所要接受的合理编码。在录入数据时，数据库程序会自动检查编码的正确性。如果发生录入错误，就会发出"嘟嘟"的响声来提示人员及时更正。

（2）逻辑查错　在数据录入完成后，应用逻辑检查的方法进行查错。它是在计算机上通过应用反证法的程序，检查对特定问题和其他问题的回答是否存在逻辑上的合理性。如前列腺癌的患者应该是男性，如果是女性，就有逻辑上的错误。

五、健康信息保存

1. 信息保存　健康信息的保存包括计算录入后的数据库文件的存档和调查问卷文件的保管和存放。

2. 数据库文件保存　数据库文件在录入和清理完成后要进行双备份，分别保存在不同的计算机相应文件夹里。

3. 调查问卷的保存　保存原则要保证信息档案的完整、安全、方便查阅。具体措施包括以下内容。

（1）应安排一定的空间和购置必需的档案保管设施设备，保证这些存档的文件能防盗、防晒、防高温、防火、防潮、防尘、防鼠和防虫。

（2）要指定专职人员进行管理。

（3）在放置调查问卷等纸质文件时，要考虑到便于使用，如可按编号摆放、建立目录卡、并留有空间以备扩充。

第二节　男性生殖健康状态评估

男性生殖健康状态的评估是在健康信息采集基础上进行判断和评估，主要包括对男性生殖健康状态的判断，评估其是否满足某种男性生殖疾病的标准，以及对影响男性生殖健康的危险因素的评估两个方面。

一、男性生殖健康状态的评估

1. 男科疾病的诊断与评估　男性生殖疾病的判断，是对男科疾病发生、发展、转归等总体规律和不同特点的认识和把握。辨病不仅可以从整体上指导疾病的治疗，还能对疾病的转归和预后做出预测。辨病为辨病论治打基础，辨病治疗是针对某一疾病贯穿始终的基本病理变化进行治疗，不论为何因何证，选用有针对性的专方、专药进行治疗，均有助于疗效的提高，如蜈蚣之治阳痿、路路通之治疗不射精等。

对症状表现不复杂的疾病，辨病相对容易，一般只要根据主要表现及症状发生的先后顺序，结合体征和西医学检查，就可做出病名诊断。但对症状表现复杂或没有自觉症状的疾病，或一种症状可见于多种疾病时，要做出准确的病名诊断则相对较难。在临床实践中，男科辨病的步骤和方法可按抓住症状表现特点，明查局部病变特征，认真鉴别疑似病症，借助现代检测技术等顺序进行。男科病诊断的方法，既要充分发挥传统四诊方法的优点和长处，又要吸收现代先进的检查与检测手段，只有将传统方法与现代方法有机地结合运用到男科实践中去，才能提高男科临床的诊断水平。

2. 男科疾病的中医证型判定　辨证，就是将四诊所得资料，结合现代检测结果，通过分析归纳，以分辨疾病的原因、性质、病位及邪正盛衰，从而做出证型诊断的过程。辨证必须在辨病的基础上进行，根据脏腑阴阳气血的状况及病因病机等方面去推求疾病的本质，从而为辨证论治提供依据。

男科疾病有的属内伤杂病，有的属外科疾病，因此，在辨证时既要运用内科病的辨证方法，又要运用外科病的辨证方法，由于男科临床的特殊性，对一些疾病分证论治，对另外一些疾病则予以分期论治。同时还可将两种辨证方法有机地结合起来进行辨证，对疾病既分证又分期，可更好地反映疾病的病理变化。男科辨证亦以脏腑阴阳气血辨证和病因辨证为基础，将其灵活运用，并反映出男科特色，就是男科辨证。

男科疾病的辨证与其他科疾病一样，在脏腑阴阳气血经络辨证及病因辨证等方法的指导下进行，但因其生理病理的特殊性，因而辨证的重点又有别于其他科疾病。男科临床中的辨证重点：①以肝肾为中心的脏腑辨证。②以痰湿热瘀为重点的病因辨证。五脏六腑均与男科病的发生发展有联系，但关系最为密切者，当首推肝、肾二脏。男科疾病的脏腑辨证应以肝、肾为重点，围绕心、肝、脾、肺、肾进行。随着男科疾病微观研究的深入，发现实邪导致男性疾病的情况很多，如痰、湿、热、瘀等。湿与热既可外受，也可内生；痰与瘀既为致病因子，又为病理产物。病因辨证必须与脏腑辨证相结合，才能全面反映出疾病不同阶段的病理变化和证的实质。如湿热证因其具体症候不同而有脾胃湿热、肝经湿热、肾经湿热、膀胱湿热之别。辨明病邪所在，有利于针对性地选方遣药。

二、男性生殖健康危险因素的评估

健康危险因素是指人体内外存在的使疾病发生和死亡概率增加的诱发因素，包括个人特征、环境因素、生理参数、疾病或亚临床疾病状态等。个人特征包括不良的行为（如吸烟、身体运动不足、膳食不平衡、酗酒、吸毒、迷信、破坏生物节律等）、疾病家族史、职业等；环境因素包括暴露于不良的生活环境和生产环境等；生理参数包括有关实验室检查结果（如血脂紊乱）、体型测量（如超重）和其他资料（如心电图异常）等。

中医学认为，疾病的发生是致病因素作用于人体后使正常的生理活动遭到了破坏，导致脏腑经络、阴阳气血的功能失调所造成。男科病因亦是如此。但由于男科疾病与男性生殖相关，从而决定了男科病因有其自身的特异性。影响男性生殖健康的危险因素主要包含了外因与内因。

1. 外因

（1）外感六淫 六淫中，湿是男科疾病的最常见病因，其次为热、寒、风。湿为有形之邪，常兼夹为患，如兼热为湿热，兼寒为寒湿等。风多与湿、热合并，可引起外阴皮肤疾病，如急性阴囊湿疹，以及某些过敏性男科疾病。

（2）邪毒内侵 不洁性交可导致湿热毒邪、虫毒等感染，如尖锐湿疣、性病性淋巴肉芽肿、生殖器疱疹、性病性念珠病、滴虫、阴虱、疥疮等，其发病迅速，常给患者造成严重的身心损害。艾滋病为感染疫毒邪气所致。疫毒为湿热秽浊毒气，具有毒性大、传染性强及明显的趋内恶聚性，通过精窍或皮毛黏膜内侵，迅速传内恶化，以致正气衰败，五脏虚极，气血津液耗竭，阴阳不能维系。

（3）药物伤害 药物有补偏救弊、调和阴阳的作用。如果运用不当，反致阴阳平衡失调，使体质衰退，或影响性功能，或影响睾丸生精功能，导致男科疾病的发生。滥用补肾壮阳药治疗阳痿，不但难以改善性功能，且多带来严重后果。此外，若误服剧烈泻药，或长期过用苦寒，皆可导致脾胃衰败，气阴两虚，体质亏损一时难以恢复，出现性欲淡漠、阳痿、不射精等。

2. 内因

（1）禀赋不足 由于父母体弱多病，或近亲婚配，或早婚多育，或老而得子，或其母孕期劳欲不节，常服药物，临盆子痫难产等，皆足以导致胎儿禀赋不充，出现生殖功能及第二性征发育不全。

（2）七情内伤 七情之中，以忧、怒、恐、悲对男子的影响较大。忧思过度伤脾，脾气耗损则气虚血少，血少则不能化气生精，精少则精室空虚，气衰则不能鼓动推荡，以致宗筋失养，阳道不振，甚则精室虚寒或精室阻滞，导致不育。怒为肝志，肝之疏泄太过，可出现阴茎异常勃起。临床以肝伤所致的阳痿最为多见。惊恐易致阳痿，尤其是性交时的意外受惊，常为导致阳痿的直接原因。悲则气消，往往令人兴味索然。久之，难以激发气血至宗筋，亦不能激发君相生火，可致性欲减弱或消失，甚至阳痿。

（3）房事过度 房事过度，是指性生活不节，损伤肾精而言。纵欲，伤精耗气，是房劳的根源，表现为精神萎靡，形体消瘦，腰膝酸软，头晕目眩，视力减弱，阳痿早泄，不射精，脱发体弱；或五心烦热，咽干盗汗；或形寒肢凉，精滑精冷。纵欲精少，精子生发不及，是不育的原因之一。

（4）劳逸失度 劳，亦称劳倦，包括神劳、形劳等方面；逸，指过度安逸。过度劳神、劳形，或过于安逸，都可导致男科疾病的发生。神劳，是指思虑太过，损伤心神，亦可见于为物欲所惑而殚精竭虑、孜孜以求者。神劳导致遗精、滑精、阳痿。劳形，亦称体劳，指劳力过度。劳倦后勉强同房，多致阳痿、腰膝酸软，甚而久久难复。逸，指过度安逸。过逸之人大多痰湿内盛，其体虚胖，腹部膨隆，阴下冷湿，易发毛囊炎、外阴瘙痒等皮肤疾病。

（5）饮食所伤　凡过嗜烟酒及辛燥食品，或过食寒凉生冷，或饥饱失常，或暴饮暴食，或食物不洁均可引起男科疾病。若嗜食膏粱厚味，损伤脾胃，脾不升清，则湿浊内生，流注于下，蕴而生热，热扰精室，或因湿热流经肝脉，疏泄失度，产生遗精；或湿热蕴结，熏蒸宗筋致阴茎弛张，用事痿弱；或见尿道流白、阴囊湿疹、瘙痒等。如过食辛热助阳之品，可使内热炽盛，冲任蕴热，热扰精室，而见遗精、早泄、阳强等，甚则遗溺混浊、而见血精、血尿等。过食寒凉生冷，损伤脾肾阳气，命火式微可致精室虚寒，精气清冷。轻则性欲淡漠、早泄，重则阳痿、不育。酒性温热，可通络壮阳。如过量饮酒，煎熬津液，可令湿热内生，流注下焦，影响水道通畅及气血运行，出现尿频、尿急、尿赤灼热疼痛等症状。酒性热善行，凡下焦及宗筋有炎性病变时，饮酒后可加速炎症扩散，加重病情。酗酒之人，因酒毒煎烁精室，是直接导致生殖病变的主因，或生子愚笨孱弱，或发育异常，甚则因精子死亡导致不育。

（6）自然衰退及其他　人到中年，肾气渐衰，早泄、阳痿发病率较高；老年人肝肾亏虚，体质衰退，如性交次数过频，易发房劳。老年人气血阴阳多不足或出现偏盛偏衰，房事昏厥也较中青年为多。

此外，禁欲或久旷之人，性交次数过少，也会导致男科疾病。阴茎缺少性活动的锻炼，久则可失去其功能。绝欲对生理的影响，主要是人体升降失常，形成郁阻状态。强制性压抑性欲，可令肝气失调，气机遏阻，血行不畅，而使人心烦意乱，失眠焦虑，甚则头痛头晕等。禁欲或性事过少，是阳痿病因之一。男子若抑制性或环境性禁欲，难免因思念异性而暗耗真阴，甚则阴虚火旺，热扰精室，精关不固，从而频发遗精、梦泄。

第三节　男性生殖健康状态干预

对生活方式的管理，是男性生殖健康管理的基本策略和重要方法。从男性日常生活中的饮食、起居、性生活、个人习惯等方面着手，纠正不良的生活方式，才能从根本上保障男性的生殖健康状态。

一、饮食干预

古人很早就已认识到饮食对养生、性事保健的重要作用。如《素问·藏气法时论》说："五谷为养，五果为助，五畜为益，五菜为充，气味合而服之，以补精益气。"《备急千金要方》则把食治列为医疗疾病诸法之首，书中说："夫为医者，当须先洞晓病源，知其所犯，以食治之，食疗不愈，然后命药。"并认为"食能排邪而安脏腑，悦神爽志以资气血"，可延年益寿，还可举"阳道"，兴"阳事"，延缓性衰退和治疗某些性事疾病如阳痿等。可见食养既补益气血，又平调脏腑功能，利于病体的康复，备受历代医家推崇。

精是人体极重要的精微物质，是保持性欲和性功能正常的物质基础。男子以精为主，脾胃为后天之本，气血生化之源，具有主润宗筋和充养生殖之精的功能。由脾与肾、先天与后天的相互资生、促进，从而保证了阴器的生长、发育及性事活动的物质需要。但由于饮食不节，损伤脾胃，常可导致许多男科疾病发生，诸如阳痿、遗精、不育症等。如《临证指南医案》说："又有阳明虚，则宗筋纵。"《杂病源流犀烛》亦说："有因脾胃湿热，气化不清，而分注膀胱者……精随而出。"其说明由于脾胃病变，一则致水谷精微乏源，宗筋失养不用；二则脾胃不运，津微变生湿浊而下流，导致阳痿、遗精等。由于饮食有荤素之分、五味之别，以及五味与五脏间有着特殊的亲和性，而生殖之精的化生对五味的比例有一定的需求，太过或不足，均可产生不利的影响。如《素问·六节藏象论》说："五味入口，藏于肠胃，味有所藏，以养五气。气和而生，津液相成，神乃生。"《金匮要略·脏腑经络先后病脉证》说："五脏病各有所得者愈，五脏病各有所恶，各随其所不喜者为病。"其说明饮食五味的协调有致，才能保证脏腑功能的正常和人体的健康。若饮食失节，五味偏嗜，既要直接影响到精气的化生，也可间接地通过脏腑的偏盛偏衰影响到性功能的正常发挥。研究证明，某些微量元素、维生素及酶类的缺乏，会影响性功能的健全，而产生相应的男科疾病。如缺钙会引起性交后腰痛、手足抽动现象；缺铁可致性交后易疲劳乏力；缺锌可使睾丸萎缩，性欲减退。而钙、磷、锌等微量元素对激发精子活力有特殊功效。维生素能促进蛋白质合成，参与糖、脂肪代谢。各类维生素缺乏可影响生殖腺功能和精子的生成与活力。如维生素 A 缺乏可致精子产生能力减弱；维生素 E 缺乏能造成睾丸损害等，从而引起少精、性功能减退，甚至不育。

性功能障碍者，多有身体虚弱，或先天不足，后天失养，人体阴阳失调，精血亏损。尤宜调理饮食，调整脾胃功能，使气血生化有源，精血充盈，促进疾病向愈或病后的康复。饮食干预，首先要做到饮食有节，不偏嗜，适当选用富含矿物质和微量元素的食物如海带、虾皮、紫菜、豆制品、粳米、黑大豆及动物的肝脏等。各类富含维生素的食物如植物油、芝麻、花生、乳类或乳制品、蛋类等。含优质蛋白质的食物如动物的肉类、乳类、鱼类、胎盘等等。由于食物的种类繁多，有五谷、五果、五畜、五菜之类，且有主次之分，应根据食物的性味、人体阴阳偏盛偏衰、疾病性质等，辨证择食。同时，注意食物间的搭配和食型的选择。如猪肾配胡桃仁，可益肾固精；莲子同粳米煮粥，健脾益气等。在烹调动物类食物时，可适当加入少许佐料，既避免其腥味，又增加其效果。如养阴食物中加入胡椒、花椒、生姜、肉桂等辛热调味品，可防其滋腻太过；助阳食物中加用木耳、香菇、冬笋等甘润之品，能制其辛燥之偏。食型，有饭、汤、粥、饼、包子等，根据治疗需要，可灵活选择。

二、起居干预

《黄帝内经》认为："起居有常，不妄劳作。"其是祛病延年的必要保健措施之一。如若"起居无节""以妄为常"，又"不知持满，不时御神"，势必损形伤神，耗竭真精，致生疾病。正常的性功能有赖于健康的心理和体魄，而有规律的生活、充足的睡眠是保证心脑健康的前提条件。大脑是人类生命活动的中枢，人的一切活动都是在大脑皮质层高级中枢和皮质下中枢的调节下进行的。正常的性反应有赖于性刺激"感受传入 – 中枢整合 – 反射传出"这一经典反射弧的完整性和健全性。其中任何一个环节障碍，出现性兴奋或性抑制，都会导致阴茎勃起或射精障碍。许多性事疾病患者，由于情绪紧张、精神恐惧，常处于焦虑、抑郁的心理状态，以致严重的睡眠不足，伴见有失眠多梦、心烦易惊等症状，反过来又导致大脑皮层性中枢的应激性失调，从而影响疾病的康复。临床观察表明，阳痿患者在睡眠充足之后，心神宁静，往往阴茎勃起有力；患早泄者，睡眠后性兴奋性降低，可以延长性交时间。西医学用镇静催眠剂治疗性功能障碍，其道理也是相同的。因此，对男科病患者来说，起居有常、保持充足的睡眠，尤其重要。要安排好每天的生活作息，形成规律，养成习惯，持之以恒，保证形体与精神的健康，以利于疾病的康复。

"劳作"，包括劳力、劳心、房劳等方面。适当的劳作为人们日常生活之必需，但烦劳过度，则于人体有害。如《景岳全书》说："劳倦不顾者，多成劳损。"《医家四要》也指出："曲运神机则劳心，尽心谋虑则劳肝，意外过思则劳脾，预事而忧则劳肺，色欲过度则劳肾。"在各种劳损中，尤以忧郁思虑、烦劳过度、损伤心脾和恣情纵欲、房劳伤肾，导致男科疾病者比较多见。如《三元延寿参赞书》认为："强勉房劳者，成精极。"但过度的安逸，也会使气血涩滞，或损气伤肉，导致男科疾病。因此，要劳逸适度，劳逸结合，对久病初愈、体未复原者，尤须注意，不可勉强施为。

三、情志干预

情志活动，受心的主导、制约，有赖于肝气的疏泄、调达，太过或不及都可成为致病因素。在男科疾病的发生、发展和转归的过程中，情志致病作用尤为突出。情志致病，一是直接伤及内脏，二是影响脏腑气机，导致脏腑功能紊乱，气血不畅，天癸节律紊乱或精关开合失常，引起性欲低下或亢进、阳痿、不射精等。因此，要调畅情志，和利血脉，避免五志过激，郁怒伤肝，促进疾病康复。

四、房事干预

"夫精者，生之本也。"精是生命的基础，既关系到人类生殖和生长发育能力，更关系到人体各种功能活动的能力。精盛则生命力强，能适应外界环境的变化，而不易受病；精衰则生命力弱，适应能力及抗病能力均随之减低。

不能恣纵，当有节度。纵欲的危害，为历代医家所重视，一再强调恣情纵欲是导致疾病、早衰短寿的主要原因之一。纵欲是引起性事疾病，尤其是性功能障碍的主要原因。早在《黄帝内经》中就有"入房太甚，宗筋弛纵，发为筋痿"之论。《万氏家传养生四要》说："交接多则伤筋；施泄多则伤精。肝主筋，阴之阳也，筋伤则阳虚而易痿。肾主精，阴中之阴也，精伤则阴虚而易举。阴阳俱虚，则时举时痿，精液自出，念虑虽萌，隐曲不得矣。"

适度的房事生活能给人增添活力，使人精神愉快，心情舒畅。同时，亦给家庭带来和睦、安宁和幸福。在考虑个人的体质、精力、年龄、情绪、环境等诸多因素的基础上，总以行房后第二天精神是否饱满、身心是否愉快等来衡量，以不出现周身倦怠、精力懒散不集中、腰膝酸软、阴茎不适感等症状为宜。

五、戒除陋习

不良的生活习惯是许多男科疾病的发病原因之一，尤其是吸烟、酗酒等。嗜烟酒，对精子的生成、成熟及畸形精子的比例都有明显影响，从而诱发不育症。因此，戒烟戒酒，是男性生殖健康干预的先决条件。

第四节　男性生殖健康教育与健康促进

男性生殖健康教育的核心就是普及男性生殖相关知识，帮助人们树立健康意识，促使人们改变不健康的生活行为方式，养成良好的生活行为方式，以降低或消除影响男性生殖健康的危险因素。通过健康教育，能够帮助人们了解哪些行为是影响男性生殖健康的，从而让人们自觉地选择有益于生殖健康的生活行为方式。

一、健康教育与健康促进概述

健康教育是一门正在迅速发展的年轻学科，1984年美国出版的《健康教育概论》中对健康教育的定义曾列举18种之多，至今尚无一致公认的标准定义。一般认为，健康教育是一项有计划、有目的、有评价的有关医药卫生、心理学、行为学等基础知识和基本理论的传播教育活动。健康教育旨在为人们提供改变行为所必需的知识、技能和卫生服务，帮助人们知晓影响健康的行为，并自觉地选择有益于健康的生活方式，以预防疾病，促进健康。

WHO 将健康促进定义：是促使人们维护和提高他们自身健康的过程，是协调人类与环境的战略，规定了个人与社会对健康各自所负的责任。根据这一定义，健康促进无疑对人类健康和医疗卫生事业都具有战略意义。有学者认为，健康促进指一切能促使行为和生活条件向有益于健康改变的教育和环境支持的综合体，其将健康促进表达为一个指向行为和生活条件的"综合体"。由此可知，人们对健康促进存在着广义和狭义的理解。其中，将健康促进视为当前防治疾病、增进健康的总体战略，这是广义的理解；将健康促进视为一种具体的工作策略或领域，这是狭义的理解。

二、男性生殖健康教育内容

1. 男科疾病的防治知识教育　主要介绍男性性欲低下、阳痿、早泄、精子减少症、畸形精子症、前列腺炎、前列腺增生、阴囊湿疹、遗精、男性更年期综合征、前列腺癌等常见男科疾病的认识，重点介绍疾病的预防和治疗。了解针对这些疾病的保健方法和辅助治疗方法，如饮食、情志、运动、穴位按摩、药枕、敷贴、足浴、气功等方法。

2. 男性群体的中医药养生保健方法教育　介绍中医学对男性的生理特点、病理特点、常见疾病等的认识，着重介绍中医学针对男性生理、病理特点所采取的养生保健方法和男科常见疾病的预防保健方法。

三、男性生殖健康教育的流程

1. 了解健康需求　通过健康辨识与健康评估，结合与患者的接触、谈话获得的信息，了解不同个体、不同群体的健康需求。

2. 选择健康教育方式和强度　根据健康教育对象对男科疾病或健康问题的认识水平、对健康教育的态度、学习能力、环境因素等不同，选择不同方式和强度的健康教育。

3. 制定健康教育计划

（1）教育时间　根据教育形式的不同而具体选择，如开展室内小范围的健康沙龙宜征求此范围内所有服务对象的意见，以期获得最佳时间；如开展室外宣传或讲座，则宜视天气情况而定，可不征求意见。

（2）教育场所　对某些男科疾患者群应选择适宜的场所进行，以免使患者或家属感到不安或尴尬。

（3）教育内容　教育内容应根据教育形式具体情况决定，以最小投入或最大健康意识提高效果为原则。如社区大范围的宣传，则应当重点宣传该社区高发的男科疾病相关的健康知识；若是小范围的小差异人群，则可宣传针对该人群特点的健康知识。

（4）教育人员　参与健康教育主讲或宣传的人员必须有相关资质，熟悉受众人群健康危险因素特点，熟悉各类男科疾病的预防、发生和发展。着装得体，形象大方，耐心严谨，微笑服务。

（5）教育方法及工具　根据受众特点，选择恰当的教育方法和工具，以加强教育的效果。

4. 健康教育的效果评价　健康教育的效果主要体现在教育需求、教学方法及教育目标的实现程度3个方面。评价健康教育的目的是及时修正原有计划，改进工作。

（1）评价教育需求　评价以往受众教育需求的评估是否准确、完整。

（2）评价教学方法　评价教育方法是否恰当、教育者是否称职、教材是否适宜、教育形式是否合理。

（3）评价教育目标的实现程度　目标有不同的层次，前一层次的目标往往是下一层次目标的基础。评价时，应参照计划目标，在活动的不同时期进行不同的评价。

第五章 常见男科疾病的健康管理

第一节 性欲低下

性欲是对性对象或性体验的兴趣，是指企图达到性满足的欲望。其生理学基础：首先在大脑中有性欲中枢，位于大脑皮质下面的边缘系统，受到刺激会产生性愉快感；其次是性激素，对男性来说，主要是睾酮。雄激素减少，性欲就会低下，如果低于正常需要量，性欲可能消失；最后是神经传导系统，它是由性感受器、性欲传导神经、脊髓中的传导途径和大脑皮质组成，以保持人体对环境中的性刺激的有效反应，产生性欲冲动并导致性行为。

男性性欲低下又称性欲减退，是指男子性行为表达水平降低和性活动能力减弱，性欲受到不同程度抑制的状态。长期在适当刺激下不引起性欲者，称为无性欲。性欲减退的患病率文献报道男性为16%～20%、女性为20%～37%。本病是以性生活接受能力和初始性行为水平皆降低为特征的一种状态，表现为成年男子持续或反复地在性幻想和性刺激下，没有性交欲望。本病相当于中医学"阴冷"的范畴。

一、发病机理

（一）病因病理

对于正常男性而言，随着年龄增长，40岁以后会出现性欲、性频度、阴茎勃起坚硬程度较以前降低的趋势，并且到50～60岁更趋明显。这种随年龄增加而性欲逐步减退的现象，往往是一种正常的生理变化，而不能当成病态。在伴随有精神或器质性因素的影响下，更容易出现性欲低下的情况。

1. 精神因素 心理素质较差的人群，在外界因素的干扰下，如恐惧心理、工作紧张、夫妻关系不和等，更容易导致焦虑、压抑的心理紊乱状态，进而干扰大脑皮质的功能，导致性欲低下。

2. 器质性因素　如全身性疾病：甲状腺功能减退、慢性肾功能衰竭、肝脏疾病尤其是肝硬化、慢性酒精中毒、生殖器恶性肿瘤等；内分泌系统疾病：睾酮水平低下、甲状腺功能低下、垂体功能减退等；男性生殖系统疾病：包茎、小阴茎等；药物因素：抗高血压药、抗精神药物、抗组胺药、抗雄激素药及雌激素等。以上均会不同程度影响性欲，导致性欲减退。

（二）病因病机

中医学认为，性欲低下的病位在心、肝、脾、肾；病因多责之于先后天不足、情志内伤、久病体虚、痰湿内盛；基本病机为气郁、痰阻、精亏、气血不足。

1. 肝气郁结　夫妻不睦，精神苦闷；七情内伤，情志抑郁；长期紧张，抑郁不舒等，均可致肝气郁结，气血不和，而肝肾同源，肾阳不振，故性欲低下。

2. 命门火衰　先天不足，禀赋虚弱或后天失养，长罹疾病；色欲过度，精气衰微；过服苦寒，肾阳受损；年老体弱，脏腑虚衰等，均可致精气耗散，命门火衰，而致性欲低下。

3. 气血不足　思虑过度，心神暗耗；后天失养，气血耗损；长期服药，损伤脾胃等，致脾运失健，化源不足，气血亏虚，无以滋养肾精，故性欲减退。

4. 心虚胆怯　身体虚弱，谨慎胆小；认识不足，畏惧性交；暴受惊骇，心虚胆怯等，均可畏惧房事，致性欲淡漠。

5. 痰湿内阻　素体虚胖，痰湿内蕴；嗜食肥甘厚味，嗜好烟酒；外感六淫，内伤七情等，均可致脏腑功能失调，水液输布失常，津液内停，而成痰湿；痰湿阻滞，气机不达，命火郁遏，而致性欲低下。

二、诊断

性欲低下多表现为对性或性交的欲望低下，甚至根本无性要求，在长时间适当性刺激下也无法引起性交欲望。轻者性欲低下，表现为已婚男女对性交的欲望很低，一月或数月不性交也无此要求；重者性欲缺乏，则完全没有性交的欲望，数月乃至数年不性交也无此要求，缺乏性幻想，勉强性交也不产生快感，更不能进入性高潮。其诊断标准：①成年而不是老年。②缺乏性的兴趣和性活动的要求。③持续至少3个月。④不是脑器质性疾病、躯体疾病、酒精或药物所致，也不是某种其他精神障碍（如神经症、抑郁症、精神分裂症）症状的一部分。

三、治疗

（一）治疗原则

西医治疗强调个体化治疗，找准病因，配合心理疏导。中医治疗则以疏肝益肾、燥湿化痰、补益气血为原则。

（二）西医治疗

1. 一般治疗　对于因精神因素引起的性欲低下，应采取咨询和指导为主的精神心理疗法；对于因器质性因素和药物所导致的性欲低下，应针对病症采取相应的治疗，停止影响性功能的药物。随着病因的解除，原发病的好转，性欲低下也能得到改善。这类患者也可能有精神因素，因此，可以辅助性地给予适当的精神或心理治疗。

2. 药物治疗　①雄激素治疗：对于睾丸功能减退，雄激素分泌减少的患者可以给以雄激素辅助治疗。如十一酸睾酮胶丸、庚酸睾酮、长效油剂睾酮酯等；对睾酮、FSH、LH水平降低的促性腺激素分泌不足导致性功能减退者，最常用的治疗为HCG皮下注射，注意不可长期应用。②催欲剂治疗：2%育亨宾注射液0.5～1mL，皮下注射，每日1次，20次为1个疗程。育亨宾6mg，口服，每日3次，每周加倍，直至每日18mg，维持用药3个月或更长时间。若反应量大，可减量使用。

（三）辨证论治

1. 命门火衰证

证候：性欲低下或无性欲，可有阳痿，早泄，伴面色㿠白，腰膝酸软，畏寒肢冷，神疲乏力，舌体淡胖，苔白，脉沉迟无力。

治法：温补命门。

方药：赞育丹或还少丹加减。

2. 肝气郁结证

证候：性欲低下，性感不足，伴精神抑郁，胸闷不舒，喜叹息，不欲饮食，烦躁易怒，舌苔薄黄，脉弦细。

治法：疏肝解郁。

方药：逍遥散加减。

3. 气血亏虚证

证候：性欲低下，性交无快感，伴面色无华，气短乏力，纳呆便溏，头晕目眩；舌淡，苔薄白，脉沉细弱。

治法：益气养血。

方药：归脾汤加减。

4. 肾精不足证

证候：性欲淡漠，伴腰膝乏力，头晕耳鸣，动作迟缓，健忘恍惚，舌淡，苔白，脉沉细。

治法：益肾填精。

方药：河车大造丸或左归丸加减。

5. 痰湿壅滞证

证候：性欲减退，伴形体肥胖，动则气促，舌淡，苔腻，脉弦滑。

治法：燥湿化痰。

方药：导痰汤加味或苍附导痰丸加减。

四、健康管理

（一）高危因素管理

1. 不可干预高危因素 ①年龄因素：正常男性40岁以后性欲逐渐减退，50～60岁性欲减退更加明显，70岁以后性欲逐渐消失。②职业因素：从事精神压力较大的职业，如教师、医生、企业职员等，频繁的精神压力刺激，可导致身体功能的减退，进而影响性欲。③家庭环境因素：不和谐的家庭氛围会导致性生活不协调，长此以往也会导致性欲减退。④季节因素：春季随着阳气的升发，性欲往往较强，而夏季和秋冬季性欲则较低。

2. 可干预高危因素及管理 ①精神心理因素：生活上的不顺心、工作上的不如意、自身性格的缺陷极易造成精神心理问题，长此以往会出现焦虑、抑郁、精力下降等情况，都会对性欲产生不良影响。通过及时的家庭沟通或寻求专业医生的帮助，解除思想顾虑，排解心理压力，可有效改善心理因素导致的性欲低下。②生活环境因素：长期处于密闭、狭小的环境会导致人体容易产生抑郁、焦虑的紧张情绪，应保证居住环境的敞亮、通风。此外与子女同居一室或与父母同居一室等，缺乏私人空间也会对性欲产生影响，应保证卧室具有相对的私密性。③饮食因素：戒烟酒、辛辣刺激等，避免服用导致性欲低下的药物，如西咪替丁、利血平、抗组胺药等。

（二）生活方式管理

1. 生活起居管理 良好的生活起居方式是正常性欲的保障，经常熬夜、长期失眠会导致睡眠质量下降，生物钟紊乱，进而影响人体精神状态，导致性欲低下。因此，保持正常的生活作息，保证充足的睡眠，可以有效避免性欲低下。

2. 饮食营养管理 饮食是调控性欲的重要方式，在日常饮食中可多吃牛奶、虾、鱼、贝等海产品；番茄、胡萝卜、鸡蛋等富含维生素的食物；体质较差者，还可多吃羊肉、狗肉、牛肉、韭菜、乌鸡、猪腰、鸽子肉等温补之品。此外，应避免暴饮暴食，戒烟酒，忌食辛辣刺激，少食浓咖啡、浓茶等。通过合理的食疗，可以有效地调节性欲，行之有效的食疗方案如下。

（1）附片羊肉汤　制附片30g，羊肉2000g，生姜、葱各50g，胡椒6g，食盐10g。将制附片用纱布袋装上扎口。羊肉用清水洗净，入沸水锅，加洗净的姜、葱各25g，焯至红色，捞出起锅剔去骨，将肉切成2.5cm大小方块，再入清水中浸漂去血水，骨头拍碎。姜洗净拍碎，葱缠成团待用。将砂锅注入清水，置于火上，放入姜、葱、胡椒、羊肉和骨头，再把香附、茴香、陈皮的纱布包投入汤内，用武火加热至沸30分钟后，改用文火炖至羊肉熟烂，即可将炖熟的布包捞出分盛碗内，再装入羊肉和掺入汤即成。

（2）山药羊肉汤　羊肉500g，淮山药150g，胡椒6g，生姜、葱白、料酒、食盐各适量。将羊肉剔去筋膜，洗净略划几刀，再入沸水锅内焯去血水，姜、葱洗净切碎，胡椒研粉，备用。将淮山药用水润透后切成约0.2cm厚片，与羊肉共置锅内，加入清水适量，投入生姜、葱白、胡椒、料酒，先用武火烧开，后改文火炖至熟烂，捞出羊肉晾凉。将羊肉切成片，再放入原汤中，加放少许食盐调味即成。

（3）苁蓉胡桃羊骨汤　肉苁蓉20g，菟丝子、胡桃肉各15g，淮山药50g，羊瘦肉500g，羊脊骨1500g，生姜、葱白、料酒、胡椒粉、味精、食盐各适量。以上中药用纱布袋装好，扎紧口备用。将羊脊骨剁成数块，用清水洗净；羊肉洗净后入沸水锅内焯出血水，再用水漂净后切成条块；姜、葱洗净切细。将羊骨、羊肉、药袋同时放入砂锅，注入清水适量，先用武火烧沸，撇去浮沫，放入料酒、生姜、葱白，改用文火继续炖至肉熟骨酥烂为止。除去药袋，加入胡椒粉、味精、食盐调味即成。

（4）当归生姜羊肉汤　当归20g，生姜12g，羊肉300g，胡椒粉2g，花椒粉2g，食盐适量。羊肉去骨，剔去筋膜，入沸水锅内焯去血水，捞出晾凉，切成长5cm、宽2cm、厚1cm的条；砂锅内加适量清水，下入羊肉，放当归、生姜，武火烧沸，去浮沫，文火炖一个半小时，至羊肉熟烂，加胡椒粉、花椒粉、食盐调味即成，分次食用。

3. 运动管理　通过积极参加体育锻炼，如打太极拳、清晨慢跑等，长期坚持不仅可使中枢神经系统的兴奋和抑制过程均衡性增强，还可强健体魄，增加体内睾酮的分泌，促进性欲的激发。此外，通过局部运动刺激，也可有效调节性欲。

（1）练功　站式，头正直，双脚与肩同宽，双手自然下垂，两目微闭，舌抵上腭。全身放松，摒除杂念。采用逆腹式呼吸，即吸气时，小腹逐渐向外凸起，同时收缩睾丸和肛门。每天睡前练功1次，每次30分钟。

（2）捻搓阴囊　先捻搓睾丸，坐、卧、立位均可，左右手交替捻睾丸，如数念珠一样，每日早晚各1次，每次100～300次；牵拉阴囊：用手将阴囊及阴茎一起抓起握住，向下牵拉100～300次，以局部微胀及少腹有牵拉感为度，每日早晚各1次。

4. 情志管理 性欲减退的患者大部分是精神及心理因素所引起的大脑皮层功能紊乱，即使在由各种疾病所引起的性欲低下中，也有相当一部分含有心理因素，因此心理治疗是一种首要的治疗方法。夫妻生活不协调时，女方不应责备、谩骂或对男方冷言冷语，而应当关心、鼓励，使男方尽量消除紧张情绪。性生活长期不协调者，应及时陪同男方到医院专科就诊，密切配合医生，坚持治疗。生活或职场压力导致的精神紧张或抑郁，可通过对爱人、父母、朋友倾诉或及时寻求心理医生帮助来及时排解，还可通过运动、旅游等方式转移注意力，放松心情。

5. 中医特色疗法

（1）针灸治疗 体针常用穴位：肾俞、关元、气海、中极。心脾两虚加神门、内关、足三里、脾俞；肝郁气滞加神门、内关、肝俞。隔日针 1 次，留针 30 分钟。实证用泻法或平补平泻，虚证用补法；耳针常用穴位：肾、肝、内分泌、皮质下、精宫等耳穴。中刺激，留针 15 分钟，隔日 1 次，7 次为 1 个疗程。

（2）耳穴 肾、内分泌、精宫、心、肝、脾，每次取 2 ～ 3 穴，王不留行籽贴压。

（3）穴位注射 维生素 B 50mg 或胎盘组织液 0.5 ～ 1mL，穴位注射，每 2 ～ 3 天 1 次，常用穴位为关元、中极、肾俞，每 5 次为 1 个疗程。

（4）穴位贴敷疗法 适用于性欲低下或无性欲，伴面色㿠白，腰膝酸软，畏寒肢冷，神疲乏力等属肾阳虚者。可选菟丝子、巴戟天、熟地黄、牛膝、肉苁蓉、附子、山药、五味子等中药按一定比例。共研细末，用麻油熬，黄丹收。选穴：肾俞、关元、神阙、气海、涌泉、命门。取药物适量敷于各穴，每日 1 次，每次 1 ～ 2 小时，半个月为 1 个疗程。

（5）艾灸疗法 性欲低下者可取穴：肾俞、关元、气海、命门、神阙。气血亏虚可加心俞、脾俞；肝气郁结可加行间、太冲。选用温和灸，每穴 15 ～ 30 分钟为宜，1 周为 1 个疗程。

第二节 阳 痿

阳痿（impotence）是指成年男子阴茎不举，或举而不坚，夫妇不能进行性交。目前国际男科学界将本病称为勃起功能障碍（erectile dysfunction，ED），其定义为勃起功能障碍是指持续不能达到或维持充分的勃起以获得满意的性生活。《景岳全书·阳痿》正式以"阳痿"为病名，并认为："凡男子阳痿不起，多由命门火衰，精气虚冷，或以七情劳倦，损伤生阳之气，多致此证；亦有湿热炽盛，以致宗筋弛缓，而为痿弱者。"

一、发病机理

（一）病因病理

其病因可以大致分成三类，即心理性、器质性和混合性勃起功能障碍。过去认为勃起功能障碍以心理性因素为主，但现在认为有器质性因素的患者约占 50% 以上。

1. 心理性因素　导致心理性勃起功能障碍的因素有不良性经历、缺乏性知识、生活压力、人格缺陷等。配偶关系不协调、性刺激不充分、压抑、焦虑等是心理性勃起功能障碍的促成因素。

2. 器质性因素　从功能解剖的角度上看，与勃起有关的神经、血管的损害可导致勃起功能障碍；从病理生理的角度上看，凡可损害阴茎海绵体平滑肌舒张、动脉血流及静脉关闭机制的因素都可能成为勃起功能障碍的病因。

（1）血管性原因　包括任何可能导致阴茎海绵体动脉血流减少的疾病，如动脉粥样硬化、动脉损伤、动脉狭窄、阴部动脉及心功能异常等。

（2）神经性原因　勃起是一种神经 - 血管功能活动，大脑、脊髓、海绵体神经、阴部神经及神经末梢、小动脉及海绵体上的感受器的病变等可引起 ED。

（3）手术与外伤　大血管手术、大脑和脊髓手术、经腹会阴直肠癌根治术及骨盆骨折、腰椎压缩性骨折或尿道骑跨伤等。

内分泌疾病：原发性或继发性性腺功能减退症、甲状腺疾病、雄激素合成减少和长期服用某些药物等。

阴茎本身疾病：如阴茎硬结症、阴茎弯曲畸形、严重包茎和包皮过长、龟头炎等。

年龄增长、心血管疾病、糖尿病、肝肾功能不全、高脂血症、不良生活方式是诱发 ED 的危险因素。

3. 混合性 ED　指精神心理因素和器质性病因共同导致的阴茎勃起功能障碍。

阴茎勃起是一个复杂的心理 - 生理过程，本质是一系列神经血管活动。目前机制尚不十分清楚。勃起有三种类型。

（1）反射性勃起　直接刺激阴茎及其周围组织引起的勃起，是通过背神经 - 髓中枢 - 副交感神经反射弧完成的，脊髓胸段以上的损伤对其影响不大。

（2）心因性勃起　大脑收到刺激或源于大脑的刺激，如视觉、触觉、嗅觉及幻觉等引起阴茎勃起，与反射性勃起相协同。

（3）夜间勃起　正常情况下，男性在睡眠中的快速眼球运动期出现平均每晚 3 次以上的夜间阴茎勃起，其机制不清楚。

（二）病因病机

本病因命门火衰，肝肾亏虚，或因惊恐、抑郁等所致，涉及肝、肾、阳明经。

1. 肝肾亏虚，命门火衰 多由房劳过度，或少年误犯手淫，恣情纵欲无度，或早婚，戕伐太过，或发育不全，先天不足等，导致精气耗损。肝肾不足精不化阳，则命门火衰，精气清冷，致使宗筋失于温养，作强不能，阳事不振，渐成阳痿。正如《济生方》所说："五劳七伤，真阳衰惫……阳事不举。"

2. 惊恐伤肾，肾气不足 恐则伤肾，惊则气下。恐为肾志，猝受惊恐或持久恐惧，太过伤肾，肾气不足，则作强不能；清气不升，浊气滞留，阳事不振，遂发阳痿。《景岳全书》说："忽有惊恐，则阳道立痿，亦其验也。"

3. 肝气郁结，肝失条达 情志不舒，郁怒伤肝，或思想无穷，所愿不随，致使肝气郁结，失其条达之性，进而宗筋失用发为阳痿。

4. 思虑过度，心脾两虚 思虑忧郁，损伤心脾，暗耗心脾气血，久则病及阳明冲脉。且脾胃为水谷之海，生化之源脾胃虚必致气血不足，或大病久病损伤，气血未复，致阳明气血空虚。阳明为多气多血之经，主润宗筋，今阳明气血不足，宗筋失养而废用，从而导致阳痿。

5. 肝经湿热，宗筋弛纵 饮食不节，脾胃受伤，运化失职，积湿成热，湿热积聚，下注肝经，或感受湿热之邪，内阻中焦，蕴蒸肝胆，伤及宗筋，致使宗筋弛纵不收，引起阳痿。正如《灵枢·经筋》所论："热则筋弛纵不收，阴痿不用。"

二、诊断

1. 青壮年男性，在性生活时阴茎不能勃起，或勃而不坚，不能进行正常性生活。

2. 多有房事太过，或青少年期多犯手淫史，常伴有神倦乏力，腰膝酸软，畏寒肢冷，或小便不畅、滴沥不尽等。

3. 排除性器官发育不全，或药物引起的阳痿。

三、治疗

（一）西医治疗

1. 一般治疗 对于病因明确的，联合原发病一同治疗。肥胖患者进行必要的运动锻炼，存在心理焦虑的患者选择性进行心理疏导，或者联合心理咨询师协同治疗。

2. 西药治疗 首选 5 型磷酸二酯酶抑制剂（PDE5i），常用药物有西地那非、他达拉非、伐地那非。对于睾酮降低患者，亦可用雄激素治疗。高泌乳素血症时，排除垂体肿瘤后可采用多巴胺拮抗剂治疗。

3. 其他治疗　低能量体外冲击波治疗尤其用于治疗血管性阳痿。海绵体药物注射治疗是器质性阳痿的二线治疗，目前最常用的是前列地尔（PGE1）。此外，真空勃起装置治疗，适用于偶尔有性生活的老年患者。经其他治疗无效者可选择阴茎假体植入治疗。

（二）辨证论治

1. 命门火衰证

证候：阳事不举或举而不坚，精薄清冷，精神萎靡，头晕耳鸣，面色苍白，腰膝酸软，畏寒肢冷，舌淡，苔白，脉沉细无力。

治法：填精益髓，温肾壮阳。

方药：赞育丹加减。

2. 惊恐伤肾证

证候：受惊恐后，阳事不举，举而不坚；胆怯多疑，健忘多梦，心悸易惊，或寐不安宁，精神萎靡不振，少气懒言，苔薄白，脉沉弦而细。

治法：宁神补肾，升清振痿。

方药：宣志汤加减。可加龙骨、牡蛎，以增宁心之力；加熟地黄以助养阴之功。

3. 肝气郁结证

证候：阳事不举，情志抑郁，胸胁满闷胀满，急躁易怒，善太息，舌红，脉弦细。

治法：疏肝解郁，通络振痿

方药：达郁汤加减。可加合欢皮、蜈蚣、露蜂房，以通络振痿；素体肾虚，加入枸杞子、菟丝子、肉苁蓉；肝郁化热，加牡丹皮、炒栀子以清肝热；失眠多梦加夜交藤。

4. 心脾两虚证

证候：阳事不举，精神不振，夜寐不安，心悸健忘，乏力，胃纳不佳，面色无华，舌质淡，苔薄腻，脉细。

治法：补益心脾。

方药：归脾汤加减。失眠重，加夜交藤；伴肝郁烦躁，加合欢皮，伴胆虚痰扰者，加胆南星。

5. 肝经湿热证

证候：阴茎痿软不举或举而不坚，阴囊潮湿，臊臭坠胀，甚则肿痛，肢体困倦，心烦口苦，大便黏腻，小便短赤，舌质红，苔黄腻，脉滑数。

治法：清化湿热，泻肝利胆。

方药：龙胆泻肝汤加减。下焦气滞水停，加泽兰、佩兰；阴部瘙痒重，加地肤子、苦参；阴部脓水淋沥，加土茯苓、薏苡仁；素体脾胃虚弱，或不耐苦味，方中的木通、龙胆草、黄芩的用量宜小，或加入生姜数片。

四、健康管理

（一）高危因素管理

1. 不可干预高危因素　本病不可干预的高危因素主要为年龄，随着年龄的增加，导致各种疾病的高发，其中阳痿就是之一，因为随着年龄的增长，发生勃起功能障碍的可能性增大，导致此病的出现。据调查，20～30岁男性勃起功能障碍的患病率为7%，70～79岁患病率为57%。

2. 可干预高危因素及管理　流行病学调查发现，勃起功能障碍的可干预危险因素包括吸烟、糖尿病、高血压、血脂异常、抑郁、肥胖、久坐等不健康生活方式，管理手段主要是相应的治疗或处理措施，如戒烟、降血压、降血脂、心理治疗及运动减重等方式。

（二）生活方式管理

1. 生活起居管理　夜生活、熬夜是对性功能影响最大的因素之一。所以，要注意合理的起居，要养成良好的睡眠习惯，包括"子午觉"，每天不应超过23:00后睡眠，保持一定的午睡时间，只有保持足够充沛的精力，才能有良好的勃起功能。

2. 饮食营养管理　目前大多数患者处于营养过剩的状态，患有脂肪肝、高血压、高血脂、糖尿病等代谢综合征疾病，而这些疾病都会严重影响男性勃起功能，导致阳痿的发生，因此，要合理饮食，三餐定时定量，多吃水果、蔬菜、坚果类，做到营养均衡。

3. 不良嗜好管理　尤其是要戒烟限酒，烟酒对心、肝、肺、胃有影响，可以造成血压、血脂的异常，以及动脉硬化、内分泌失调而影响到性功能，还可以直接影响性腺（前列腺、精囊腺、附睾、睾丸）和阴茎海绵体血管功能而影响性功能。因此，阳痿患者一定要戒烟限酒。

4. 运动管理　生命在于运动，缺乏运动容易造成易疲劳、耐力差等状况，而夫妻生活是一个需要一定体力的过程，男性耐疲劳性不佳很难达到满意的夫妻生活。因此，阳痿患者一定要加强锻炼，游泳、慢跑、快走都是良好的锻炼方式，不但可以增强体质、提高耐力、改善性肌肉的能力，还可以改善男性性激素的水平。

5. 情志管理　当今社会生活节奏快，多数患者生活压力大，因此要学会保持良好的心态，学会给自己减压，宣泄不良情绪，非常重要，良好的情绪对性功能正常发挥有好处。

6. 中医特色疗法

（1）针灸疗法　毫针刺法是治疗阳痿常用的针刺方法，医者施针多遵从"虚则补之，实则泻之"的原则，多选关元、气海为主穴。肾虚，配伍肾俞、命门；湿热，加阴陵泉、足三里；肝郁，加太冲、肝俞等。毫针刺具有简、便、验、廉的优点，在针刺治疗阳痿过程中，应充分把握得气感，辨证后选择合适的针刺手法及穴位，才能充分调畅气血，通利经脉。

（2）穴位注射疗法　通过针刺和药物刺激穴位，促进气血循环，达到濡养宗筋、充养气血的目的。穴位注射疗法遵循中医辨证论治思路，肝郁者用疏肝理气之药，血瘀者用活血化瘀之药，气虚者用补气之药。穴位注射疗法治疗阳痿的疗效不仅与所选穴位相关，辨证施药也是取得良好疗效的关键，如血瘀者多选用当归注射液或丹参注射液，肝郁者多选用柴胡注射液。

（3）电针疗法　电针疗法是在毫针刺基础上通以人体生物电的微量电流波，以达到治疗疾病的一种治疗方法。现代医家用电针治疗阳痿，多遵循补肾健脾、通调任督的原则选穴，关元、气海出现频率较高，多选择疏密波。多采用天枢、气海、关元、足三里、三阴交、太溪、涌泉、肾俞、志室等穴位。

（4）穴位埋线　穴位埋线是毫针刺的进一步延伸，对穴位刺激更持久，是一种复合疗法，能够长期刺激穴位，从多环节、多层次调节人体功能，充分发挥穴位对人体的调治作用。现代医家普遍认为，穴位埋线必须以得气为前提，且须无菌操作。治疗阳痿多采用中极、关元、气海、命门、百会、三阴交（双）等穴位。

（5）艾灸疗法　艾灸可温通气血，补肾壮阳，多数医家用艾灸治疗肾阳亏虚型阳痿，常获得显著疗效。穴位选择以任督二脉腧穴为主，如命门、腰阳关、关元、神阙等。

（6）推拿疗法　《厘正按摩要术》言："运则行之，可以和气血，可以活经络，而脏腑无闭塞之虞矣。"现代医家多选用足太阳膀胱经及其所属穴位进行推拿，以疏通经络，活血行气，调节阴阳，恢复脏腑功能，从而治疗阳痿。

（7）中药贴敷疗法　阳痿的病机为脏腑功能失调，采用中药贴敷穴位，可调理脏腑气血和阴阳，激发人体正气，兴阳催欲，促进阴器坚而不痿，具有较广的临床推广价值。现代医家多从肾论治选取中药进行贴敷治疗，如枸杞子、淫羊藿、仙茅、鹿茸、附片、肉苁蓉等。

（8）气功疗法　气功是精神、脏腑、气血、津液、筋骨、肌肤的整体锻炼，通过气功的调息、调气、调身，使人身体、思想放松入静，减少或消除人体的不良情绪，促进精神性阳痿的康复。现代医家对气功治疗阳痿的研究较少，从现代研究来看，多采用五禽戏、八段锦、气功点穴等方式同时联合药物、按摩、艾灸等方法治疗。

第三节　早　泄

早泄（premature ejaculation）系指性交时阴茎进入阴道后不久即出现射精。早泄是射精障碍中最常见的疾病，发病率占成人男性的 35% ～ 50%。《沈氏尊生书》曰："未交即泄，或乍交即泄。"中医学又称本病为"鸡精"，如《秘本金丹》云："男子玉茎包皮柔嫩，少一挨，痒不可当，故每次交合阳精已泄，阴精未流，名日鸡精。"

一、发病机理

（一）病因病理

在性反应周期由持续期转入性高潮期时，交感神经紧张性进一步增高，引起尿道外括约肌舒张，而尿道内括约肌仍保持紧张性收缩状态，以防止精液逆流入膀胱。此时，尿道前部平直、前列腺节律性收缩、球海绵体肌和坐骨海绵体肌的强力收缩使精液团块经尿道外口迫出 30 ～ 60cm 以外，即发生射精（ejaculation）。

早泄的原因大多为精神性的，受大脑病理性兴奋或脊髓中兴奋增强影响，少数为器质性疾病引起。

1. 精神性因素

（1）手淫频繁者由于手淫时多害怕被耻笑，动作节奏快，力求极早射精，从而养成早泄习惯而形成条件反射。

（2）婚前性交患者无法控制性冲动，性交时怕被撞见，情绪紧张，形成匆忙射精习惯，婚后虽环境改变，也不易纠正。

（3）性关系不和谐、男方性交方法抽劣，使女方厌倦，疼痛不适，迫使性交时间缩短。

2. 器质性因素

（1）泌尿生殖系感染　如前列腺炎、尿道炎、精囊炎等，因炎症的刺激，尿道敏感性增强，前列腺和精囊的代谢和分泌发生紊乱。在发生充血时，局部的刺激可使部分人出现暂时的早泄。包茎和包皮过长的患者，由于龟头及系带在平时都处于包裹的状态，性交时一旦翻转，或包皮口过紧，系带太短，则对性交和摩擦极其敏感或疼痛，容易造成早泄。

（2）内分泌系统病变　如血内睾酮含量增高，使射精中枢阈值下降，兴奋性增高，而易于出现射精过早。

（3）神经系统病变　如脑血管疾病、脑肿瘤、神经衰弱、脊髓损伤等，直接影响控制性的中枢，对射精中枢的控制能力下降，而产生早泄。

（二）病因病机

精之藏泄，虽制于肾，但与心、肝关系密切。早泄的病位在心、肝、脾、肾；病因为先天禀赋不足，后天劳欲太过，久病戕伐，饮食不节，情志不遂等；基本病机为脏虚精关不固，湿热扰动精关等。

1. 肝经湿热　平素抑郁或郁怒伤肝，日久化热，湿热蕴结，下注阴器，疏泄失常，约束无能，而过早泄精。

2. 阴虚火旺　房事不节，色欲过度，或频犯手淫，竭其阴精，肾精亏耗，肾阴不足，阴亏火旺，相火妄动，精室受扰，固摄无权，而致早泄。

3. 肾气不固　禀赋素亏，遗精日久，或频犯手淫恶习，或过早结婚，戕伐太过，以致肾气虚衰，封藏失固，而致早泄。

4. 心脾两虚　思虑劳倦，损伤心脾，心脾气虚，摄敛无权而致早泄。

二、诊断

1. 只要一有性交的意愿或念头马上射精。

2. 准备性交或刚开始性交，即出现射精。

3. 性交不到半分钟，精液即流出。

三、治疗

（一）西医治疗

1. 心理及行为治疗

（1）心理治疗　分析与患者早泄相关的心理因素，进行必要的心理状态评估非常重要。针对不同的因素应进行相应的心理疏导，必要时请心理或精神科医生对患者进行治心理治疗。

（2）行为治疗　最常用的行为治疗方法为挤压法和停动法。

2. 药物治疗

（1）5-羟色胺再摄取抑制剂（SSRI）　临床常用的抗抑郁药物，目前发现这类药物对 PE 有一定的治疗效果。SSRI 类药物包括两类：①按需治疗药物如达泊西汀。②规律治疗药物如帕罗西汀、舍曲林等。

（2）磷酸二酯酶 5 抑制剂（PDE5i）　对于合并有勃起功能障碍的 PE 患者，可联合采用 PDE5i 治疗；对不伴有勃起功能障碍的 PE 患者，不推荐 PDE5i 作为首选治疗药物。

（3）局部外用麻醉药　是较早采用的早泄治疗方法。局部麻醉剂通过降低阴茎头的敏感度，减少阴茎传入大脑的兴奋，延长射精潜伏期，适用于阴茎感觉敏感的患者，常用利多卡因 - 丙胺卡因霜。但局部外用麻醉药用量大有可能导致无法勃起，不戴避孕套容易导致配偶阴道壁麻木。

3. 手术治疗　早泄的手术治疗主要指阴茎背神经选择择性切断术。手术治疗是对行为、心理疗法、药物疗法无效者的补充治疗，不是替代。阴茎背神经选择性切断术是目前国内治疗早泄开展较多的一种手术方法。其治疗原理是针对射精过程中感觉传入环节，减少感觉传入，提高患者感觉阈值，从而达到延长 IELT、提高患者及其伴侣性生活满意度的目的。

（二）辨证论治

中医学认为，脏虚不固是早泄的主要病机，邪扰精关是基本特点，故治疗以补虚固涩、祛邪固精为基本原则。

1. 相火亢盛证

证候：早泄，性欲亢进，兼见腰膝酸软，五心烦热，眩晕头痛，目赤耳鸣，面部烘热，舌质红，苔无或苔黄，脉象弦数或细数。

治法：滋阴降火。

方药：知柏地黄丸加龙骨、牡蛎。

2. 肾气不固证

证候：早泄，性欲减退，兼见腰膝酸软，面色晦暗，小便频数，甚则不禁，舌质淡，脉细弱。

治法：益肾固精。

方药：金匮肾气丸加沙苑、蒺藜、龙骨、牡蛎。

3. 心脾亏损证

证候：早泄，气短乏力，兼见面色不华，心悸怔忡，腹胀便溏，少寐多梦，食少纳呆，头昏健忘，舌质淡，脉细。

治法：补益心脾，固涩精气。

方药：归脾汤加减。

4. 肝经湿热证

证候：早泄，阴茎易举，兼见口苦纳呆，胸闷胁痛，阴囊热痒，溲黄便赤，舌苔黄腻，脉弦滑而数。

治法：清泄湿热。

方药：龙胆泻肝汤加减。

5. 肝气郁结证

证候：早泄，精神抑郁，兼见胁胀少腹胀痛，胸闷太息，或口干苦，少寐多梦，舌苔薄白，脉象弦。

治法：疏肝理气。

方药：柴胡疏肝饮加减。

四、健康管理

（一）高危因素管理

1. 不可干预高危因素　过早的性行为是本病不可干预高危因素，部分早泄患者因过早的性行为，如青年婚前发生性行为，由于紧张，兴奋来得快，匆忙射精，婚后难以改变已经建立的射精方式。

2. 可干预高危因素及管理　流行病学调查发现，早泄的可干预危险因素包括性交次数太少、异性交往少，性知识缺乏、有手淫史、夫妻关系不融洽、居室环境差、前列腺炎、精囊炎、糖尿病神经病变、精阜炎、尿道炎、阴茎包皮系带过短等。管理手段主要是相应的治疗或处理措施，如建立规则的性行为频率、科普相关的性知识、改善性伴侣间关系、改善居住环境、治疗相应的疾病等方式。

（二）生活方式管理

1. 生活起居管理　早泄患者要做到起居有常，避免熬夜、抽烟、酗酒等不良习惯，在性生活时不需担心早泄问题，切忌逃避性生活等不正确做法，应该随其自然，性生活要有规律。养成锻炼身体的好习惯，增强体质。

2. 饮食营养管理　我国最原始传统治疗疾病的方法便是饮食疗法。早泄亦如此，也可以用饮食来调节。早泄患者可以多吃一些补肾固精的食物，这类食物多含有丰富的锌元素，锌不但可以提高人体的免疫力，还是精液和性激素的重要组成成分。例如，韭菜、羊肉、动物的肾脏、海鲜、鱼虾、海带等。

3. 运动管理　适当的锻炼有利于射精时间的延长，做一些阴茎锻炼的方法有助于早泄的治疗。早泄患者还应该加强整体的体育锻炼、多运动。具体的运动项目根据个人而定，但强度不宜过高，也不宜过低，如慢跑、游泳、爬山、球类运动、体操、健身房锻炼都是合适的选择。

4. 情志管理　早泄的发病与精神、情绪等因素十分密切，如过分激动、紧张、忧郁、兴奋、焦虑、恐惧等均可引起早泄的发生。因此，早泄患者在性交前的情绪正常与否，对射精快慢有很大影响。另外，性交动作幅度过大，增强刺激强度，都是导致射精过快，即早泄的因素。

5. 中医特色疗法

（1）中药外治法　中药外治法起源较早，历史久远，具有"切于皮肤，御于内理，摄于吸气，融于渗液"的特点。《理瀹骈文》言："外治之理，即内治之理，外治之药，即内治之药，所异者法耳。"其指出外治法与内治法的给药途径不同，但疗效作用是一致的。即所谓外治，即中药制剂直接涂在阴茎龟头处，经透皮吸收发挥作用，降低阴茎龟头的敏感度，提高射精阈值，达到改善患者性生活质量的目的，临床常用外用方剂：肉桂 15g，蛇床子 30g，淫羊藿 15g，牡蛎 45g，细辛 6g，丁香 6g，五倍子 20g，花椒 15g，茯苓 10g，山药 12g，熟地黄 10g，阿胶 30g，熬成膏剂，外用。

（2）针灸疗法　《灵枢·经脉》曰："凡刺之理，经脉为始，营其所行，制其度量，内次五脏，外别六腑。"人的脏腑、筋骨、皮毛与十二经脉有着紧密的联系，通过刺激穴位，调节经络气血与脏腑功能，达到治疗早泄的目的。临床研究表明，常用于治疗早泄的穴位有八髎、肝俞、肾俞、太冲、合谷、太溪、三阴交等。

（3）推拿疗法　研究显示，早泄患者脊髓段射精中枢区域存在明显的压痛点，运用擦法、按法、揉法、扳法等在早泄患者的脊髓段压痛区域行推拿治疗，配合针刺穴位疗法治疗，可提高患者射精功能评分，表明推拿手法可通过改善脊柱周围神经、肌肉功能，从而提高胸腰段脊髓射精中枢的耐受性，达到延长射精潜伏期的目的。

第四节　少弱精子症

少精子症（oligospermia）是指射出体外的精液中精子的数目低于正常生育男性的一种病症，少精子症可以导致男性不育。根据《世界卫生组织人类精液检查与处理实验室手册》（5 版），精子浓度低于 15×10^6/mL 可视为少精子症。近年来，人类生殖健康不断受环境、雌激素类物质和其他因素的影响，精液的质量呈下降趋势，精子浓度从 20 世纪 80 年代的（$20 \sim 200$）$\times 10^6$/mL 下降到目前的 15×10^6/mL，而且还有进一步下降趋势。因精子浓度低而导致的男性不育占 20%～30%。弱精子症（asthenospermia）是指精液参数中前向运动的精子＜32%，其他参数值在正常范围，又称精子活力低下。精子运动功能的强弱直接关系人类的生殖，只有正常做前向运动才能确保精子抵达输卵管壶腹部与卵子结合，形成受精卵。据文献报道，因精子活力低下而导致的男性不育约占 30%。

中医学虽然没有少精子症、弱精子症这一病名，但少精子症可归属于中医学"精少""精薄"等范畴。《诸病源候论·虚劳无子候》云："丈夫无子者，其精清如水，冷如冰铁，皆为无子之候。"弱精子症可归属于"精冷""精弱"等范畴。《辨证录·种嗣门》曰："男子有泄精之时，寒气逼人，自难得子，人以为命门之火衰极，谁知心包之火不能助之也。"其指出精冷由命门及心包火衰所致。《辨证录·种嗣门》亦云："男不能生子者有六病，一精寒，二气衰，三精少，四痰多，五相火盛六气郁。"其明确指出男性不育的病因分六种，可见古人早已认识到精少、精冷皆令人无子。

临床上少精子症常常与弱精子症同时存在，此时称为少弱精子症。

一、发病机理

（一）病因病理

西医学认为，少精子症与弱精子症两者的病因有所类似也有差异。其中，少精子症常见的病因：内分泌因素如性腺功能减退症、高 FSH 少精子症、高泌乳素血症、肾皮质增生症、慢性肾上腺皮质功能减退症等；生殖系统感染；精索静脉曲张；遗传因素如 Y 染色体微缺失等；抗精子抗体阳性；隐睾；鞘膜积液；生精所需营养物质如氨基酸、维生素的缺乏；环境因素如长期接触高温、放射性物质、化学毒物等；某些药物；嗜好烟酒、常穿紧身裤、常洗桑拿浴等。弱精子症常见的病因：生殖系统感染；精液液化异常；抗精子抗体阳性；内分泌激素异常；染色体异常；精索静脉曲张；离子通道病；与精子运动的微量元素如锌、铜、镁等或酶类如尿激酶、磷酸肌酸激酶等的缺乏；吸烟、饮酒、药物的影响。

（二）病因病机

中医学认为，少精子症与弱精子症皆属于"无子"范畴，两者有着类似的致病机理。《素问·上古天真论》言：男子"二八，肾气盛，天癸至，精气溢泻，阴阳和，故能有子。"男子的生殖功能健全与否，有赖于肾中精气的充盈、生殖之精的强健；反之，若肾中精气亏虚生殖之精衰弱，则影响生殖功能。其他脏腑、气血等也与生殖之精的生发有密切关系。也有因实而致者，表现为湿热下注，或气滞血瘀等。

1. 肾精亏损　先天禀赋不足，或房事不节，不知持满，耗伤肾精或五劳七伤，病久及肾；肾精亏损，导致生殖功能减退，男子精少精弱而不育。

2. 脾肾阳虚　肾阳不足，命火式微，不能温煦脾阳；脾阳不足，不能运化水谷精微；脾肾阳虚，全身功能衰退，生精功能随之减退。

3. 气血两虚　久病体弱，血证日久，气血两虚，精亏水乏，精亏则血少，血少则精少气不摄血，血不化精，皆可导致精子减少、活力低下。

4. 湿热下注　嗜食肥甘厚味，酿湿积热，湿热下注，阻遏阳气，气机不利，涩精难出，生精减少，精凝不运。

5. 气滞血瘀　肝气郁结，气滞血瘀，阻于络道，血脉瘀滞，精室失其滋润濡养，而成本症。

二、诊断

（一）少精子症

禁欲 2 ～ 7 天，精液常规分析 2 次或以上提示精子浓度 < $15×10^6/mL$，即可诊断为少精子症，如需连续 2 次以上采集标本，要注意每次采集标本禁欲的天数应尽可能一致。对查不出任何病因者，可诊断为特发性少精子症。当精子浓度 ≤ $5×10^6/mL$ 时，可诊断为严重少精子症。

（二）弱精子症

禁欲 3 ～ 7 天后，手淫取精，连续 3 次以上的精液中精子前向运动小于 32%，其他参数正常或基本正常者可诊断为弱精子症。

少精子症与弱精子症常常相兼为患，临床上常常并称为少弱精子症。

三、治疗

（一）西医治疗

西医治疗少弱精子症以对因治疗为主，如根据内分泌激素检查结果予以促性腺激素、促性腺激素释放激素、雄激素、氯米芬、他莫昔芬、来曲唑等；对原发性高催乳素血症者可给予溴隐停；对先天性肾上腺增生症者，给予泼尼松或地塞米松治疗；对抗精子抗体阳性者，在使用免疫抑制剂治疗；存在生殖系统感染时，注意抗感染治疗；精液液化不良时予大剂量维生素 C；对营养缺乏者，给予适量的微量元素、氨基酸和维生素；对精索静脉曲张、鞘膜积液、继发垂体瘤者以外科手术治疗为宜；长期从事高温作业、接触放射和化学毒物的人员，除注意防范对生殖系统影响外，最好更换岗位；因药物因素引起者，停药或改用不影响生殖功能的药物；有不利于生精功能的不良生活习惯者，应尽量纠正；在上述方法治疗效果欠佳时，可配合使用辅助生殖技术如：宫腔内人工授精（IUI）、体外人工授精 – 胚胎移植（IVF-ET）、卵细胞质内单精子注射（ICSI）等。

（二）辨证论治

1. 肾精亏损证

证候：精液量少或量多稀薄，神疲乏力，腰酸膝软，午后潮热，五心烦热，目眩发黑，口干溲黄，夜寐盗汗，大便秘结，舌红，苔少，脉细带数。

治法：大补真元，滋肾填精。

方药：斑龙二至百补丸合七宝美髯丹加减。常用药物：鹿角胶、补骨脂、菟丝子、枸杞子、天冬、麦冬、制首乌、怀牛膝、当归、黄精、金樱子、陈皮、皂角刺。

2. 脾肾阳虚证

证候：精子稀少，性欲减退，精冷不育，肢体畏寒，面色苍白，自汗便溏，小便清长，淡苔薄白，脉沉细。

治法：补脾益肾，温壮阳气。

方药：打老儿丸合右归丸加减。常用药物：熟地黄、枸杞子、山茱萸、当归、杜仲、菟丝子、淡附片、肉桂（后下）、鹿角胶、巴戟天、楮实子、小茴香、怀山药。

3. 气血两虚证

证候：久婚未育，神疲乏力，头晕耳鸣，少气懒言，面色萎黄，舌淡，苔白，脉细弱。

治法：益气养血。

方药：十全大补汤加减。常用药物：黄芪、人参、茯苓、白术、甘草、当归、川芎、白芍、熟地黄、肉桂等。

4. 湿热下注证

证候：久婚未育，口苦心烦，阴囊潮湿，尿赤，舌红，苔黄腻，脉滑数。

治法：清热利湿。

方药：程氏萆薢分清饮加减。常用药物：萆薢、车前子、茯苓、莲子心、石菖蒲、黄柏、丹参、白术等。

5. 气滞血瘀证

证候：精子数目少，精液量少，不育，面色紫暗，皮肤粗糙，少腹不适，茎中刺痛，舌暗红或有瘀斑，脉弦涩。

治法：行气活血，化瘀生精。

方药：血府逐瘀汤加减。常用药物：桃仁、红花、赤芍、川芎、当归、柴胡、路路通、穿山甲等。

四、健康管理

（一）高危因素管理

1. 不可干预高危因素

（1）年龄　年龄对男性生育力的影响相对不明显，但研究表明在自然怀孕的夫妻中，大于40岁使怀孕成功的所需时间明显增多；在接受辅助生殖技术治疗的不孕夫妻中，父方年龄的增长会导致怀孕概率降低。高龄常伴发一些能影响精子质量的不利疾病，如迟发性性腺功能减退、高血压、糖尿病、超重、前列腺疾病等。

（2）遗传　体细胞核型异常中有5%～6%表现为少精子症，近年来发现Y染色体微缺失是精子发生障碍的常见原因之一，Y染色体微缺失的发生率在原发性无精子症患者中为15%～20%。与精子运动有关的精子尾部超微结构装置可以因遗传因素而出现异常进而导致精子运动障碍。

2. 可干预高危因素及管理

（1）环境及理化因素 减少对以下高危因素的接触：工业垃圾、焚烧塑料、农药等有害物质；铅、锰、镉、汞等金属；放射线；不长时间使用手机、笔记本电脑、微波炉等产品，并使之与生殖器保持适当距离；减少对乙二醇醚、二硫化碳、丙酮等化学物质接触；

（2）吸烟 大量的临床研究表明，吸烟者的精子数量减少、运动能力减弱，并且能通过破坏DNA而降低精液质量，亦有研究提示吸烟会加重精索静脉曲张所导致的少精子症及降低辅助生殖技术的成功率。故少弱精子症患者应当减少或完全停止吸烟。

（3）饮酒 饮酒会影响睾酮分泌和精子形成，这可能是由于其影响了下丘脑－垂体－性腺轴的功能或者是对睾丸的直接损害而产生的。因此，酒嗜好应当节制或戒除。

（4）药物 某些药物会导致精子质量的下降，如大麻、阿片类药物、去氧麻黄碱、西咪替丁、螺内酯、利舍平、化疗药物、抗精神病药物等，临床医生在使用这些药物时应关注男性患者的未来生育意愿。少弱精子症患者应在医生的指导下停用对生精功能损害药物或更换其他药物。

（5）肥胖 男性的BMI（身体质量指数）与活动精子总数呈负相关，其可能机制与肥胖引起的DNA完整性破坏、氧化应激、激素失衡、阴囊温度过高等。故肥胖者应通过调理饮食、加强锻炼、药物干预等方式缓解肥胖带来的有害影响。

（二）生活方式管理

1. 生活起居管理 避免睾丸高温：不穿紧身裤，不洗桑拿浴，不泡温度过高的温泉，洗澡水温不过高；不久坐，不长时间骑车或开车；不过度疲劳；合并精索静脉曲张时应避免增加负压的动作如引体向上、仰卧起坐、深蹲等。

2. 饮食营养管理

（1）西医营养 许多营养元素的缺乏与少弱精子症有关，可根据个人情况不同选择补充以下物质：多维元素片、ATP、维生素E、钙制剂、复方氨基酸、辅酶Q_{10}等。

（2）中医食疗药膳 ①加味聚精食疗方：取鱼鳔胶30g，高丽参5g，枸杞子15g，龟板胶15g，加瘦肉适量，煲汤食用。此方能补脾益肾填精，具有较好的改善精子数量及活力的作用。②橘皮牛肉汤：橘皮30g，牛肉150g，生姜12g，大蒜、葱、食盐等调味品适量。将牛肉洗净、切片，生姜切片，加入适量水与橘皮一并炖煮，至牛肉熟烂后，调味服食。适用于肾虚型少精症患者。③赤小豆山药汤：山药 20g，赤小豆 200g，粳米 50g，精盐适量。赤小豆用水浸泡 1 小时，上述食材放入砂锅加水，武火煮沸后改文火煮至豆熟米烂，加盐调味即可。适用于肾虚湿热少精症患者。④青虾炒韭菜：青虾 250g 洗净，韭菜 100g 洗净，切段，先以素油炒青虾，加入调料再加入韭菜煸炒，嫩熟即可食用。可常食，对肾阳亏虚、命门火衰而致弱精子症有辅助治疗作用。⑤薏苡仁粥：每次取薏苡仁 30 ～ 60g，同大米 100g 共煮粥，早晚各食 1 次，具有清利湿热之功，适用于因湿热所致的精子活力低下症。

3. 运动管理　适当规律的运动可以提高激素水平及精液质量，高负荷的运动将影响下丘脑 – 垂体 – 性腺轴，对激素水平及精液质量均会产生不利影响。推荐少弱精子症患者进行一些舒缓柔和的运动如八段锦、易筋经、太极拳、慢跑等。

4. 情志管理　心理压力能影响精子的生成，并降低它们找到卵母细胞的能力，但心理压力如何导致少弱精症的机制并不十分清楚。医务人员应当对备育期的男性进行心理疏导，放松其因工作或备育不顺利带来的紧张、焦虑、抑郁等不良情绪，帮助其建立战胜疾病的信心。

5. 中医特色疗法

（1）推拿疗法　推拿对男性不育的治疗有一定效果，常用手法有推、拿、按、捏、揉、擦等。具体使用何种手法，当据辨证结果而定。如肾精亏虚者，用下腹按摩法、横摩骶法、束腹法、腰横摩法、小腿内侧揉捏法、按神门法；命门火衰者，用下腹横摩法、腹肌提拿法、背部挤推法、揉命门法、点肋补气法、揉臂法、揉足三里法、按涌泉法。

（2）灌肠疗法　苦参、黄柏、地龙、蛇床子、蒲公英、败酱草各 30g。水煎取汁 100 ～ 150mL，温度控制在 40℃左右，行保留灌肠，用于慢性前列腺炎所致精子活力下降者。

（3）针灸疗法　①取穴关元、大赫、三阴交、肾俞。针关元、大赫，要求针感直达茎中，以平补平泻为主，针灸并用，使局部发红，针下有热感，留针 30 分钟。隔日 1 次，15 次为 1 个疗程。②取穴命门、中极、肾俞、脾俞、关元、气海等。针刺用补法。每日 1 次，10 次为 1 个疗程。③针刺三阴交、曲骨，灸关元、中极或针刺八髎、肾俞，灸肾俞、命门。先针刺，用补法，捻转得气后，隔姜艾灸 3 壮为度。隔日交替针灸 1 次，15 次为 1 个疗程。

（4）耳穴压豆　常用穴位有肝、脾、肾、前列腺、精宫、尿道、外生殖器、膀胱、三焦、神门、交感等，常用压王不留行子、莱菔子、磁珠、撳针法或毫针刺法，每次 2 ～ 4 穴，每 3 天 1 次，适用于各证型少精症。

第五节　畸形精子症

畸形精子症是指正常男性在精液检查中发现精子的头、体、尾部出现异常形态，如头部畸形表现有巨大头、无空形、双头等；体部畸形表现有体部粗大、折裂、不完整等形态；尾部畸形表现有卷尾、双尾、缺尾等。按 WHO 最新标准，正常形态精子低于 4% 者，即为畸形精子症。中医史籍中无此病名，但有相关类似记载，如《金匮要略》称为"精气清冷"，《诸病源候论》称为"少精"，《景岳全书》也称为"精清""精冷"，并从"精伤太过""肾气虚寒"入手进行治疗。畸形精子症是目前男性不育症中较为常见，已引起广泛重视。

一、发病机理

（一）病因病理

西医学认为，睾丸生精功能异常是引起畸形精子症的主要原因。影响睾丸产生正常精子的因素有很多，如内分泌疾病、遗传性疾病、精索静脉曲张、隐睾、烟酒、重金属中毒、高温、辐射、化学药物、外伤、生殖道感染等诸多因素，都可造成畸形精子症的发生。

（二）病因病机

畸形精子症是引起男性不育的常见原因，导致畸形精子症的因素有很多，造成精子畸形部位的原因各不相同，但"肾者主水""肾主藏精""肾主生殖"，故中医学认为畸精症主要与肾有关；又"肝主宗筋""肝脉环阴器"，故归结到发病，多责之肾、肝二脏，故虚证多为肾阳不足、或肾阴不足。实证多为肝经湿热瘀毒注于下焦，或肝失疏泄，气滞血瘀。

1. 肾精不足　先天不足，后天失养，肾精不充，或因久病劳损、房事不节耗伤肾精所致。

2. 肾阳亏虚　素体阳虚，或久病伤肾及房劳过度，造成阳气虚损不能温养所藏之精，精冷不育。

3. 阴虚火旺　久病耗阴，或房劳过度，或过服温燥劫阴之品，耗伤肾阴，肾精不足，阴虚火旺，煎熬精液，灼伤精子。

4. 湿热下注　饮食不节，过食肥甘厚味、嗜食辛辣之品，嗜食烟酒，生湿生热生痰，日久蕴于精室，伤精伤肝。

5.气滞血瘀　情志内伤，抑郁不遂，肝失疏泄，致肝气郁结；或暴怒伤肝，气机失调，日久致血运不畅，经络瘀阻，精道瘀滞，阻滞精室。

二、诊断

一般来说畸形精子症不难诊断，当生育年龄的男性连续 2 次以上精液分析中精子度 $\geq 15 \times 10^6/\text{mL}$、头部正常形态的精子 $\leq 4\%$，即可诊断为畸形精子症。但进一步查明畸形精子症的病因有一定的难度，然而查明病因对指导畸形精子症的治疗有重要的意义。

三、治疗

（一）辨证论治

1.肾精不足证

证候：男子不育，性功能减退，成人早衰，脱发齿松，耳鸣耳聋，腰膝酸软，精神呆纯，健忘，舌瘦，苔薄白，脉细无力。

治法：滋补肾水，填精益髓。

方药：左归丸加减。常用药物：熟地黄、山药、山茱萸、茯苓、枸杞子、杜仲、菟丝子、牛膝、当归、鹿角胶（烊化）、阿胶（烊化）、肉苁蓉等。

2.肾阳不足证

证候：婚后不育，阳事不举或举而不久，神疲倦怠，阴部冷凉，形寒肢冷，久病伤肾体弱，面色无华，小便清长，大便稀溏，舌淡胖，苔薄白，脉沉细。

治法：温肾助阳，暖精固本。

方药：右归丸加减。常用药物：熟地黄、山药、山茱萸、枸杞子、杜仲、附子、肉桂。

3.肾阴不足证

证候：婚后不育，阳事易举，失眠多梦，口干口渴，形体消瘦，急躁易怒，五心烦热，舌红少苔，脉细数。

治法：滋阴补肾，益精种子。

方药：知柏地黄丸加龟板、鳖甲。常用药物：知母、黄柏、龟板、鳖甲、熟地黄、山药、川芎、当归、白芍、牛膝、女贞子等。

4.湿热下注证

证候：婚后不育，体质偏胖，喜食辛辣、肥甘之品，阴囊潮湿，瘙痒腥臭，少腹、会阴、睾丸胀痛，小便灼热涩痛，尿色黄，或大便干结，心烦口苦，胁胀腹闷，舌红，苔黄腻，脉滑数或沉滑。

治法：清利湿热，通精利尿。

方药：龙胆泻肝汤或柴胡胜湿汤加减。常用药物：龙胆草、柴胡、连翘、茯苓、栀子、泽泻、车前子、当归、生地黄、赤芍。

5. 气滞血瘀证

证候：婚后不育，常服滋补无效，伴精神抑郁，会阴胀痛，睾丸刺痛，或少腹抽痛，肌肤粗糙失润，或阳事不举，性欲淡漠，舌质暗，边尖有瘀点或瘀斑，脉沉涩或弦。

治法：行气活血，化瘀通络。

方药：血府逐瘀汤加减。常用药物：当归、生地黄、红花、桃仁、枳壳、赤芍、柴胡、桔梗、川芎、牛膝等。

（二）西医治疗

生殖道和生殖腺体的病原微生物感染可选用抗生素治疗；精索静脉曲张可采用精索静脉高位结扎手术治疗，手术后 6 个月精液质量将逐步改善；过氧化物或氧自由基常常是导致精子畸形的直接损伤因子，因此对绝大多数的畸形精子症使用抗氧化治疗能收到较好的疗效；营养素缺乏予以复方精氨酸、精氨酸、维生素 B 等；可配合辅助生殖技术如精子优化后宫腔内人工授精（IUI）、卵细胞质内单精子注射（ICSI）。

四、健康管理

（一）高危因素管理

1. 不可干预高危因素

（1）环境 人处于食物链的顶端，体内的重金属蓄积量必然高于其他生物。目前，已明确的具有生殖毒性且能导致精子畸形率增加的元素有镉、铬、铅、锰、汞等。

（2）遗传 对那些病因不明而精液中畸形精子异常高的不育男性，应考虑有遗传性疾病的可能。目前，已发现有些疾病如纤毛不动综合征、Y 染色体微缺失、常染色体结构畸变、易位或臂间倒位及数目畸变。

2. 可干预高危因素及管理 对患有畸形精子症的男子，应劝其戒烟、戒酒；对从事放射、高温和接触化学有毒物品的职业者，劝其更换岗位；停服某些导致畸形精子的药物；防止睾丸高温，不要穿紧身裤和洗桑拿；加强性卫生教育。

（二）生活方式管理

1. 生活起居管理、运动管理、情志管理 可参照相关章节。

2. 饮食营养管理

1）西医营养：给予复方精氨酸或精氨酸每日 4g；锌每日 30 ～ 60mg；辅酶 Q_{10} 每次 10mg，每日 3 次；维生素 B_2 每日 1500 ～ 6000μg；维生素 A 每次 3500U，每日 1 次。进行营养性治疗不能少于 3 个月。

2）中医药膳：①清炒虾仁：河虾肉 500g，鸡蛋清 2 个，干淀粉等调料。先将虾肉洗净，用食盐拌合，再加入蛋白，搅拌，加干淀粉，和匀。另用油滑锅后，加入熟猪油，烧至四成熟加入拌好的虾肉，熟之前加入调料，即可食用，具有温肾壮阳之功。②枸杞子粥：枸杞子 60g，粳米 120g。将枸杞子洗净后与粳米同煮成粥即可食用，具有滋补肝肾阴血之功。③核桃仁炒韭菜：核桃仁 50g，韭菜适量。先以香油将核桃仁炸黄，后入洗净切成段的韭菜，翻炒，调以食盐。佐餐随量食用。⑤冬虫夏草鸭：雄鸭 1 只，冬虫夏草 5 枚，食盐、姜、葱等调料少许。雄鸭去毛及肠杂，洗净，放砂锅或铝锅内，入冬虫夏草、调料，加水，以小火煨炖。

3. 中医特色疗法

1）按摩疗法：选用关元、肾俞、命门、足三里、次髎、志室等穴位进行按摩，适用于肾阳虚衰证。

2）气功疗法：行强壮功，具体练法：取站立或坐式（自然坐或盘膝坐），行自然呼吸或深呼吸法。可意守外景，也可意守丹田。每日做 2 ～ 3 次，每次半小时至 1 小时。

3）针灸疗法：①方法一：取气海、命门、三阴交、地机。肾阳虚，配关元、肾俞；肾阴虚，配太溪、曲泉；气血亏虚，配足三里、照海；湿热，配中都、阴陵泉。据虚实采用补泻手法。肾阳虚者可针灸并用。间隔 1 日 1 次，7 次为 1 个疗程。②方法二：第一组穴位以背部俞穴、足少阴经穴为主，兼取足厥阴经、手少阴经穴，如太冲、侠溪、风池、肝俞、胆俞、鱼际等穴。第二组选肾俞及任脉、督脉穴，如肾俞、命门、三阴交、关元等。第一组穴针刺用补法或平补平泻法，不施灸。第二组穴针刺时用补法，加灸，并以灸为主。③方法三：第一组穴有太溪、三阴交、关元、肾俞、复溜；第二组穴有照海、阴陵泉、气海、志室、地机。失眠；加百会、内关；脾胃虚弱，加足三里；阳痿，加次髎、命门（灸）。采用提插和捻转手法，得气后留针 15 ～ 20 分钟，加艾灸。刺气海、关元时一定要使针感反射至前阴部，有胀、热、搏动感为佳。以上两组穴位隔日交替使用，10 日为 1 个疗程，两个疗程之间休息 1 周。

第六节　前列腺炎

前列腺炎（prostatitis）是指前列腺受到致病菌感染和（或）某些非感染性因素刺

激，进而出现的一种以会阴、小腹坠胀，尿频、尿急、尿痛、排尿不适为主要表现的泌尿外科的常见疾病，多发于中青年。该病为 50 岁以下男性中最常见的泌尿系统疾病。1995 年美国国立卫生研究院（National Institutes of Health，NIH）根据当时对前列腺炎的研究进展将其分为 4 型（表 6-1）：Ⅰ型急性细菌性前列腺炎；Ⅱ型慢性细菌性前列腺炎；Ⅲ型慢性非细菌性前列腺炎（慢性盆腔疼痛综合征：Ⅲa 炎性慢性盆腔疼痛综合征；Ⅲb 非炎性慢性盆腔疼痛综合征）；Ⅳ型无症状的炎性前列腺炎。临床上主要分为急性和慢性两种。前列腺炎属于中医学"精浊""白浊""白淫""淋证""淋浊"范畴。

表 6-1　前列腺炎的 NIH 分类

类型	病名	表现
Ⅰ型	急性细菌性前列腺炎（ABP）	前列腺的急性感染
Ⅱ型	慢性细菌性前列腺炎（CBP）	前列腺的慢性感染
Ⅲa 型	炎性慢性盆腔疼痛综合征（慢性盆腔疼痛综合征）（CPPS Ⅲa）	疼痛，可检测白细胞，无法检测出病原菌
Ⅲb 型	非炎性慢性盆腔疼痛综合征（CPPS Ⅲb）	疼痛，无法检测白细胞，无法检测出病原菌
Ⅳ型	无症状的炎性前列腺炎（AIP）	不痛，可检测白细胞（或细菌）

一、发病机理

（一）病因病理

1. 病因　包括感染性因素和非感染性因素两种。

（1）感染性因素　是指多种致病病原体，如大肠杆菌、淋球菌、链球菌、支原体、沙眼衣原体等。Ⅰ型最常见的致病菌为大肠埃希菌，通常为血行感染、经尿道逆行感染所致，Ⅱ型前列腺炎常为单一细菌感染所致，以大肠埃希菌为主，通常为逆行感染。

（2）非感染性因素　各种原因引起的前列腺组织反复充血、水肿。常见：①过量饮酒、吸烟、喜食辛辣刺激之品。②性生活频繁、性交中断、长期手淫。③会阴部长期直接受压，如骑自行车、久坐等。④前列腺导管尿液逆流。⑤肥大细胞密度增加，激活脱颗粒并释放疼痛因子。⑥前列腺组织微环境的改变，免疫细胞的活化与释放多种炎症因子、组胺、P 物质及神经生长因子过表达等。⑦精神心理因素。

2. 病理

（1）急性前列腺炎　部分或整个腺体发生明显炎症，腺泡内及周围聚集多形核细胞，伴不同程度的淋巴细胞、巨噬细胞、浆细胞的组织浸润，腺管上皮细胞有增生和脱屑。随着炎症进展，前列腺管和腺泡水肿充血更加明显，前列腺管和腺泡可形成小型脓肿。重者后期小脓肿可融合形成前列腺脓肿。

（2）慢性前列腺炎　腺泡、腺管及间质的炎症，表现为浆细胞、巨噬细胞和区域性淋巴细胞聚集，腺叶中纤维组织增生明显。部分情况下腺管可被阻塞而引流不畅，导致腺泡扩张，后期腺体破坏而纤维化。前列腺纤维化严重者可出现腺体萎缩，从而引起质地变硬，体积缩小，可累及后尿道致膀胱颈硬化。

（二）病因病机

中医学认为，本病以肾虚为本，湿热、肝郁为标，瘀滞为变，与肝、肾、膀胱等脏腑功能失常有关，病位主要在精室。急性者多由饮食不节，恣食肥甘厚味，嗜饮醇酒，酿生湿热；或因外感湿热之邪，壅聚于下焦，膀胱气化失司，水道不利；慢性者多由房事不洁、手淫过度致肾阴亏损，相火亢盛，内灼精室；或情志郁结，肝气失于条达；或久病伤阴，肾阴暗耗，表现阴虚火旺证候；亦有偏阳虚者，久则火势衰微，则见肾阳不足之象。

二、诊断

（一）急性前列腺炎

1. 急性起病，全身寒战高热，下尿路症状（LUTS）　尿频、尿急、尿痛，排尿时可有尿道灼热感。

2. 腰骶部或会阴部痛　可向腰背、下腹部、大腿放射。

3. 直肠指诊（DRE）　前列腺饱满或体积增大、中央沟消失，触痛剧烈，局部温度升高，若触之有波动感，应考虑前列腺脓肿可能。

4. 尿细菌培养　中段尿培养通常可见相应致病菌。

5. 前列腺液常规　显微镜下每高倍视野白细胞10个以上或少于10个，伴有成堆脓球，卵磷脂小体减少。

（二）慢性前列腺炎

1. 主要表现　会阴及睾丸轻度的隐痛或抽痛，可放射至阴茎、尿道口、睾丸、耻骨上、腹股沟和腰骶部，可表现射精痛，或阴茎勃起后疼痛不适。

2. 夜尿较多　排尿时有异物感，如发痒、灼热、排尿等待、排尿不净感。

3. 可伴性功能障碍　阳痿，早泄，性欲减退，或致不育。

4. 直肠指诊（DRE）　前列腺多为正常或稍大，两侧叶不对称，表面软硬不均，中央沟存在，压痛不明显，严重时可有压痛明显。病程长者，前列腺可萎缩变硬、不均匀，可触及小硬结。

5. 前列腺液常规检查　炎症性慢性前列腺炎者，前列腺液（EPS）白细胞＞10个/

高倍镜视野，非炎症性慢性前列腺炎者，前列腺液（EPS）白细胞则正常。

6. 前列腺液 pH 值测定　正常前列腺液的 pH 值为 6.7，呈弱酸性。慢性前列腺炎时 pH 值明显升高。

7. "两杯法"　"四杯法"操作复杂、耗时、费用高，故临床上常推荐"两杯法"，通过获取前列腺按摩前、后的尿液，进行显微镜检和细菌培养（表 6-2）。

表 6-2　"两杯法"结果分析

类型	标本	按摩前	按摩后
Ⅱ 型	WBC	+/-	+
	细菌培养	+/-	+
Ⅲa 型	WBC	-	+
	细菌培养	-	-
Ⅲb 型	WBC	-	-
	细菌培养	-	-

三、治疗

（一）治疗原则

临床上，主要按照传统分为急性前列腺炎和慢性前列腺炎两种，两者治疗方案不尽相同，急性主要以抗菌消炎为主，疗程较短，疗效比较满意，然而往往不规范治疗，急性也容易迁延发展为慢性；慢性前列腺炎治疗以对症缓解症状为主，疗程较长，疗效往往不佳，病情易反复发作，该类型长期患者易伴心理障碍、焦虑、不安、恐惧等，可适当配合相应心理干预手段，临床上应根据症状、病史、体格检查、实验室检查综合考虑分析，归纳为相应类型的综合、立体化治疗。

（二）西医治疗

1. 急性前列腺炎　以抗生素治疗为主，推荐青霉素、三代头孢菌素、氨基糖苷类或氟喹诺酮类，建议疗程为症状改善后至少 2～4 周。

2. 慢性前列腺炎　目前发现临床上仅约 5% 的慢性前列腺炎患者有明确的细菌感染。非炎症性慢性前列腺炎治疗首选 α 受体阻滞剂。

常用的 α 受体阻滞剂主要有多沙唑嗪、特拉唑嗪、坦索罗辛、赛洛多辛和萘哌地尔等。建议疗程应至少 4～12 周，不良反应主要为直立性低血压、眩晕等。

（1）Ⅱ型前列腺炎　推荐选环丙沙星、左氧氟沙星、洛美沙星等氟喹诺酮类抗生素或四环素类等，疗程为 4～6 周，可选择 α-受体阻滞剂以改善排尿刺激症状和疼痛。根据患者症状，也可选择非甾体抗炎药辅助抗生素。

（2）Ⅲa型前列腺炎　推荐先给予氟喹诺酮类等抗生素治疗2～4周，然后根据患者疗效决定是否继续应用抗生素治疗。

（3）Ⅲb型前列腺炎　推荐使用非甾体类抗炎镇痛药，但不宜作为长期用药；α-受体阻滞剂治疗：单用疗程至少应在12周以上，与抗生素合用疗程应在6周以上。推荐α-受体阻滞剂12～24周的应用疗程，因为其治疗效果优于短疗程治疗。

（二）辨证论治

中医根据症状、体征和舌脉情况，可分为几种证型。初期多表现为湿热下注，中期多表现为湿热瘀阻，后期多伴肾（肝脾）亏虚。

1. 湿热下注证　多表现为尿频、尿急、有尿道灼热感、小便黄浊，阴囊潮湿，心烦口苦或口干；会阴、少腹、睾丸、腰骶坠胀疼痛，舌质红，苔黄腻，脉滑实或弦数。该证多见于Ⅲa型前列腺炎。

治法：清热祛湿，利尿通淋。

方药：八正散或程氏萆薢分清饮加减。常用药物：车前子、瞿麦、萹蓄、滑石、栀子、木通、大黄、龙胆草、黄芩、泽泻、柴胡、当归、生地黄等。

2. 气滞血瘀证　多表现为少腹、会阴、耻骨上区、睾丸坠胀疼痛，排尿不尽感，尿后滴沥，刺痛感，小便淋沥不畅；指诊前列腺压痛明显，质地不均匀，可触及结节，舌质暗或有瘀斑，苔薄白，脉弦或涩。

治法：活血化瘀，行气导滞。

方药：少腹逐瘀汤或前列腺汤加减。常用药物：前列腺汤（丹参、泽兰、赤芍、桃仁、红花）、乳香、没药、王不留行、青皮、川楝子、小茴香、白芷、败酱草、蒲公英等。

3. 肾阴亏虚证　多表现为尿频尿急，尿黄尿热，尿末或便末有白浊滴出，五心烦热，失眠多梦，头晕眼花，遗精早泄，阳事易举，舌红，少苔，脉沉细或弦细。

治法：滋阴降火。

方药：左归丸或知柏地黄汤加减。常用药物：知母、熟地黄、黄柏、山茱萸、山药、牡牡丹皮、茯苓、泽泻等。

4. 肝气郁结证　多表现为会阴、少腹、睾丸似痛非痛，胸胁胀痛，小便淋沥不畅，伴胸闷、善太息、性情急躁、焦虑等，症状随情绪波动加重，舌淡红，苔薄白，脉弦。

治法：疏肝解郁，行气止痛。

方药：柴胡疏肝散或逍遥散加减，常用药物：柴胡、白芍、川芎、枳壳、陈皮、香附、当归、川楝子、延胡索等。

5. 肾阳不足证　多表现腰膝酸软，倦怠乏力，手足不温，小便频而清长，滴沥不净，阳痿、早泄，舌淡胖，边有齿痕，苔白，脉沉无力。

治法：温补下元，补肾壮阳。

方药：金匮肾气丸或济生肾气丸加减。常用药物：熟地黄、炮附片、肉桂、山药、山茱萸、菟丝子、鹿角胶、枸杞子、当归、杜仲、牡牡丹皮、茯苓、泽泻等。

四、健康管理

（一）高危因素管理

前列腺炎的高危因素主要有久坐、饮酒、憋尿、尿路感染、性生活不规律、辛辣食物、疲劳等。

（二）生活方式管理

1. 生活起居管理

（1）久坐　久坐是前列腺炎的重要诱因，长时间久坐容易压迫前列腺。导致局部血液运行缓慢，可引起盆腔静脉充血，造成有害物质累积，从而诱发或加重前列腺炎，建议久坐后多配合适当地站立，每次坐下40分钟左右，适当起身活动，踢踢腿、伸伸懒腰，或者注意变换坐姿，以达到前列腺的放松。

（2）自慰　长期禁欲、过度自慰、控制射精（忍精不射）、性交中断等不良性生活习惯，会造成前列腺充血，诱发无菌性炎症，加重慢性前列腺炎症状。

（3）憋尿　减少憋尿是预防前列腺炎发生的重要方式，长时间憋尿容易导致细菌增生，同时引起后尿道压力升高，细菌易随尿液反流进入前列腺腺管，进而引起前列腺炎。

（4）受凉　保暖是男性很容易忽视的一个细节，然而受凉也常是诱发或加重前列腺炎的重要因素。反复受凉容易导致男性抵抗力下降，引起前列腺炎。有前列腺炎病史的患者尤其需要注意保暖，及时增加衣物，避免受凉。

（5）多饮水　长时间不喝水容易会造成尿液浓缩，导致尿道的尿液有效冲刷减少，从而造成细菌等有害物质的排出减少，易加重前列腺炎。多饮水有利于有害物质的排出，也能避免泌尿系统结石等疾病。

（6）规律排精　前列腺液的规律排出可改善局部血液循环，促进炎症的吸收和消散，促进毒素的排出。患者常常担心过度的排精会伤害身体，克制排精，致使炎症不能及时吸收，毒素不能有效排出，易导致前列腺炎的发生。而频繁排精易使前列腺出现功能性收缩，造成前列腺充血，也可能对前列腺造成损伤，故建议患者规律排精，不可过度或者刻意不排精。

（7）避免过久骑车　长时间骑车，容易造成会阴部与车座不断摩擦，加之行驶时颠簸，更容易刺激会阴部，造成前列腺充血、肿胀和损伤。持续骑车尽量不超过半小时，行程很长，可选择在途中适当地下车步行或者休息一小段时间后再骑。

（8）蹲便　男士的尿道较长，易出现排尿不净的情况，小便后站立 3～5 分钟，可促进尿液排尽、可以减少诱发前列腺炎的概率。或者排尿时用蹲位，蹲位排尿可增加腹压，加速尿液排空，降低患病风险。排尿时最好不要急着用力，尤其患有前列腺炎、前列腺增生的朋友，以免增大腹压，加重症状。

2. 饮食营养管理

（1）忌酒　男性群体中大部分都有饮酒的嗜好，然而过量饮酒，人体无法及时代谢掉。容易引起前列腺腺体充血水肿，进而加重前列腺炎。

（2）忌食辛辣　辛辣食物会刺激前列腺，引起腺体充血，从而诱发前列腺炎的发生。辛辣食物乃肥甘厚味之品，易损伤脾胃，易湿邪内生化热，蕴结于下焦，前列腺局部气血运行不畅而诱发本病。

（3）富锌饮食　正常男性前列腺液中含有一种强有力的抗菌活性蛋白——含锌化合物，患上前列腺炎时，锌的含量会降低，所以通常认为锌可以提高前列腺的抗感染能力。多进食如芝麻、花生、苹果、冻豆腐等含锌量较高的食物，同时服用适量维生素 C、维生素 E，锌可以有效地激活超氧化物歧化酶（superoxide dismutase，SOD）等抗氧化应激作用酶类，减轻体内过多的氧化应激作用对前列腺组织的损伤或炎症反应，从而使前列腺炎症状得以改善。

（4）中医食疗药膳

1）车前草糖水：每次可用车前草 100g（鲜品 400g），竹叶心 10g（鲜品 30g），生甘草 10g，黄片糖适量。先将车前草、竹叶心、生甘草一同放进砂锅内，加进适量清水，用中火煮水，煮 40 分钟左右，放进黄片糖，稍煮片刻，停火待温，每天代茶饮用。

2）灯芯花苦瓜汤：每次可用灯芯花 6 扎，鲜苦瓜 200g。先将苦瓜洗净，剖开去除瓤和瓜核，切成小段，然后与灯芯花一同放进砂锅内，加进适量清水，煎汤饮用。

3）冬瓜海带薏仁汤：每次可用鲜冬瓜（连皮）250g，生薏苡仁 50g，海带 100g。先将冬瓜洗净，切成粗块；生薏苡仁洗净，去霉粒；海带洗净盐分及杂质，切成细片状。然后将以上三物同放进砂锅内，加进适量清水煮汤，佐餐饮用。也可同时食用冬瓜、薏苡仁、海带。

4）公英银花粥：每次可用蒲公英 60g，金银花 30g，大米 100g，白糖适量。先将蒲公英、金银花同放进砂锅内，加适量清水煎汁，然后去渣取药汁，再加入已洗净的大米，煮成稀粥，粥成后加入白糖。每日 2 次，待温食用。

5）土茯苓粥：每次可用土茯苓 30g（鲜品 100g），大米 100g。先将土茯苓洗净，去沙泥及外皮，切成片状（已洗净晒干并切成片者，可免此工序），放进砂锅内，用中火煎煮 30～40 分钟，去除土茯苓渣取汁。再将已洗净的大米加入土茯苓煎汁中，用中火煮粥至米烂为度，待温时，调味食用，每天 1～2 次。

3. 运动管理 可以适当进行提肛运动联合深蹲来改善前列腺症状，膝关节活动不利，不便深蹲的情况下可选择游泳、打太极拳、散步、慢跑或者快步行走等锻炼方式，每天或者隔天坚持 1～2 小时，以上运动可通过腹部、会阴和臀部肌肉的运动，有效地促进前列腺部位的血液和淋巴循环，有利于局部炎症的消散和吸收，以达到减轻疼痛、消除炎症目的，进而在一定程度上可以改善尿频、尿急等前列腺炎症状。

但需注意避免长时间的骑跨运动，如骑自行车、骑马、赛车等，会直接压迫会阴、尿道、和前列腺，造成前列腺局部充血，使前列腺液排出受阻，加重病情。

4. 情志管理 据观察统计，50% 以上的慢性前列腺炎患者有焦虑、抑郁、恐惧、悲观等过度紧张的症状。不良精神情绪可导致自主神经功能紊乱，出现盆底肌痉挛，引起排尿功能失调及盆底区域疼痛等慢性前列腺炎症状。病程越长，患者的心理障碍越重；而心理负担越重，病程越迁延。

患者在治疗的过程中，要注意了解疾病相关知识，消除顾虑，敢于面对，培养健康的性意识和良好的性行为，重视心理护理，有效地减轻心理压力，消除因心理障碍而引起的恶性循环。

5. 中医特色疗法

（1）针灸疗法 选肾俞、关元、气海 膀胱俞、足三里、秩边、三阴交等，毫针平补平泻，每次 15～30 分钟，取艾条 2cm 插在上述穴位针柄处点燃施灸疗，每穴灸 2 壮，每日 1 次，1 个月为 1 个疗程；或选用中极、关元、气海、次髎、中髎、下髎，行针刺治疗，毫针平补平泻，每次 15～30 分钟，每周 2～3 次，1 个月为 1 个疗程。前列腺穴（位于会阴穴与肛门之中点），采用提插捻转手法，重刺激不留针。

（2）熏洗坐浴疗法 对充血性前列腺炎疗效肯定。温水坐浴和药物可促进盆腔的血运，改善局部微循环，促使炎症吸收。用 42～46℃温水坐浴，每天 2 次，每次 20 分钟，20 日为 1 个疗程。但是未婚或有生育要求者禁用。

（3）直肠给药治疗 直肠给药通常有栓剂及灌肠两种形式。

1）栓剂：一类为抗菌消炎栓剂，如野菊花栓等，每次 1 枚，每日 1～2 次；对症治疗栓剂，如消炎栓，每次 1 枚，每日 1～2 次。

2）灌肠剂：一般以中药内服药剂第三煎浓煎后做灌肠治疗，或以专门汤剂煎后灌肠治疗。

第七节　前列腺增生

良性前列腺增生（benign prostatic hyperplasia，BPH）简称前列腺增生，俗称"前

列腺肥大"，是泌尿外科最常见的疾病之一，多发生于 40 岁以后的中老年男性，主要临床表现为夜尿增多、尿频、排尿费力、尿线变细、尿线中断、排尿不畅，症状随年龄增长而加重，60 岁后发病率大于 50%，80 岁时发病率高达 80% 以上。临床按前列腺增生情况分为三度：①Ⅰ度：约鸡蛋大，质地中等稍韧，中央沟变浅，重量为 20～25g，前列腺大小为正常的 1.5～2 倍。②Ⅱ度：约鸭蛋大，质地中等稍韧，中央沟极浅，重量为 25～50g，前列腺大小为正常的 2～3 倍。③Ⅲ度：约鹅蛋大，质地硬韧，中央沟消失，重量为 50～70g，前列腺大小为正常的 3～4 倍。本病属于中医学"癃闭""精癃"等范畴。排尿困难、点滴而下、余溺不尽、便不利者称为"癃"，病势较缓；小便不得出、病势较急者称为"闭"。

表 6-3 前列腺增生的分度

程度	临床表现	重量
Ⅰ度	约鸡蛋大，质地中等稍韧，中央沟变浅	20～25g，为正常 1.5～2 倍
Ⅱ度	约鸭蛋大，质地中等稍韧，中央沟极浅	25～50g，为正常 2～3 倍
Ⅲ度	约鹅蛋大，质地硬韧，中央沟消失	为 50～70g，为正常 3～4 倍

一、发病机理

（一）病因病理

1. 病因 具体病因尚不明确，目前老龄和有功能的睾丸是公认的两个重要发病基础，两者缺一不可。随着年龄的增大，体内性激素平衡失调，以及雌、雄激素的协同效应等，可能是前列腺增生的重要病因。

2. 病理 前列腺分为周边区、中央区和移行区三部分。增生起始于围绕尿道精阜部位的移行区，前列腺癌多起源于周边区。一般认为前列腺增生的主要病理改变为间质增生。良性前列腺增生引起排尿梗阻有机械性、动力性及继发膀胱功能障碍三种因素。

（1）机械性梗阻 前列腺体积增大后可挤压后尿道，前列腺尿道伸长、变窄，排尿阻力增大。增生的腺体还可突入膀胱，造成膀胱出口梗阻。

（2）动力性梗阻 前列腺组织内，尤其是膀胱颈附近含有丰富的 α 肾上腺素能受体。前列腺增生时，α 受体量增加，活性增强，造成间质平滑肌紧张，前列腺张力增大，在膀胱逼尿肌收缩时，膀胱颈和后尿道阻力增大造成动力性梗阻。

（3）继发性膀胱功能障碍 膀胱逼尿肌代偿性增生过程中，发生不稳定的逼尿肌收缩，膀胱内压增高，有时出现急迫性尿失禁。这种逼尿肌的不稳定性在去除梗阻后可以消失。若尿路梗阻不能解除，逼尿肌最终失去代偿，不能排空尿液而出现残余尿。随着残余的逐渐增加，膀胱成为无张力、无收缩力的尿液潴留囊袋，此时可出现充溢性尿失禁，并导致输尿管末端的活瓣作用丧失，发生膀胱输尿管尿液反流。梗阻、反流可引起和加重肾积水及肾功能损害。尿潴留又容易继发感染和结石形成。老年排尿障碍除与下尿路梗阻有关外，还与逼尿肌老化有关。

（二）病因病机

1. 肺热壅盛　上焦肺热，宣发肃降失常，津液不能下输于肾，生成尿液之源，所谓"上焦闭则下焦塞"而发本病。

2. 肝气郁结　情志不舒，疏泄不畅，气机不调，三焦水液气化、运化失司，水道受阻而发为本病。

3. 湿热下注　或外感湿热，或饮食不节，肆饮醇酒酿生湿热，或脾虚推动无力，水湿内停，郁而化热，湿热下注，蕴结不散阻于下焦而诱发本病。

4. 气滞血瘀　肝气郁结，疏泄失常，可致气血瘀滞，下循小腹，停聚不散凝，致膀胱气化失司；或年老之人，气虚阳衰，不能运气行血，久之气血不畅，聚而为瘀，瘀血凝聚于水道而发为本病。

5. 脾肾两虚　年老脾肾气虚，脾虚推动乏力，不能运化水湿，致痰湿凝聚，痰湿蕴阻下焦；肾气亏虚摄纳无权，膀胱气化失司，夹裹痰湿，阻于尿道而生本病。

二、诊断

1. 多见 50 岁以上的男性。

2. 临床表现为以下尿路症状（LUTS 症状）为主。

（1）储尿期　以尿频为主，特别是夜尿频繁，这是最早出现的症状。有些患者有排尿不净感或尿急，这些症状的出现是因前列腺体积增大，血管增多，充血刺激所致。

（2）排尿期　以排尿困难为主。进行性排尿困难是最重要的症状，包括排尿困难、排尿等待、排尿间断、尿线变细、排尿迟缓等，该症状发展缓慢，常被误认为老年人的自然现象而被忽略。

（3）排尿后症状　排尿不尽感、尿后滴沥感。

3. 体征如下。

直肠指检（DRE）：前列腺常有不同程度的增大，表面光滑，中等硬度而富有弹性，中央沟变浅或消失。

三、治疗

（一）治疗原则

临床上，良性前列腺增生的病程进展缓慢，临床表现多呈时轻时重，早期可以适当观察，配合中医辨证论治调理，症状加重，应及时进行中西医结合治疗，必要时配合手术治疗。

（二）西医治疗

1.α 受体阻滞剂 特拉唑嗪、阿夫唑嗪、坦索罗辛，推荐用药疗程为 4 ～ 6 周。前列腺基质平滑肌上分布着丰富的 $\alpha_1 A$ 受体，临床上经常应用 $\alpha_1 A$ 受体阻滞剂松弛平滑肌，以改善排尿通畅情况。α_1 受体阻滞剂通常在治疗后数小时至数天即可改善症状且不影响前列腺体积和血清 PSA 水平，常见不良反应包括头晕、头痛、乏力、困倦、直立性低血压、异常射精等。

2.5α 还原酶抑制剂 非那雄胺、度他雄胺和依立雄胺。该药是目前能够缩小前列腺体积的主要药物，主要通过抑制 5α 还原酶的活性，以减少双氢睾酮的生成，是治疗雄激素依赖性疾病的有效手段。常见不良反应包括勃起功能障碍、射精异常、性欲低下等，对于较年轻 BPH 患者或者性功能需求较高的患者，谨慎应用。

3.M 受体拮抗剂 对于患有膀胱过度活动症（OAB）而无膀胱出口梗阻（BOO）的患者可有效减少排尿次数、夜尿次数、减少急迫性尿失禁的发生。须注意该药会降低膀胱收缩力，容易导致残余尿量增加以及尿潴留。

4. 磷酸二酯酶 5 抑制剂 可改善储尿期和排尿期下尿路症状（LUTS）症状，并改善生活质量，可用于 BPH 同时伴有勃起功能障碍的患者。不良反应主要是面色潮红、胃食管返流、头痛、消化不良、背痛和鼻塞。不能与硝酸盐、钾通道开放剂或多沙唑嗪和特拉唑嗪同用。

5.β_3 激动剂 在治疗膀胱过度活动症（OAB）症状方面有显著疗效，可降低排尿频率、紧迫度和紧迫性尿失禁发生率，排尿量、夜间尿量均有明显减少。本品可用于 BPH 合并 OAB 的患者，主要不良反应表现为高血压、泌尿系感染、头痛和鼻咽炎，须注意患有严重高血压（收缩压 > 180 mmHg 或舒张压 > 110 mmHg，或两者兼而有之）的患者禁用。

（三）辨证论治

1.肺热壅盛证
证候：尿频尿急，排尿余沥，常伴咳嗽痰喘，胸中烦闷，情志不畅，咽干欲饮，舌红，苔黄腻，脉滑数。

治法：宣肺清热，通利水道。

方药：清肺饮加减。常用药物：茯苓、猪苓、灯心草、瞿麦、黄芩、桑皮、山栀、泽泻、车前子等。

2.肝郁气滞证
证候：情志抑郁，或心烦易怒，小便不通或通而不畅，胁腹胀满，阴部隐痛不舒，舌淡，苔薄，脉弦。

治法：疏肝解郁，行气利尿。

方药：沉香散加减。常用药物：沉香、石韦、香附、当归、王不留行、赤芍、川芎、瞿麦、白术、滑石、枳壳、甘草等。

3. 湿热下注证

证候：小便频数或短赤，尿道灼热或涩痛，排尿不畅，甚或点滴不通，小腹胀满；或大便干燥，口苦口黏，舌暗红，苔黄腻，脉滑数或弦数。

治法：清热利湿，通利膀胱。

方药：八正散加减。常用药物：萹蓄、瞿麦、车前子、土茯苓等；大便不畅者，可加大黄。

4. 脾肾气虚证

证候：尿频，尿等待，排尿无力，尿线细，欲出不能，少腹坠胀疼痛，纳差便溏，神疲乏力，腰膝酸软，头晕耳鸣，舌淡，苔薄白或稍腻，脉细滑无力。

治法：补脾益气，温肾利尿。

方药：补中益气汤加减。常用药物：黄芪、白术、陈皮、升麻、柴胡、人参、甘草、当归、菟丝子、肉苁蓉、补骨脂、车前子等。

5. 肾阴亏损证

证候：尿少黄赤，时欲小便而不得尿，尿道灼热，夜尿频数，咽干心烦，午后颧红，腰膝酸软，头晕耳鸣，舌红苔少，脉细数。

治法：滋阴清热，补肾利尿。

方药：知柏地黄汤加减。常用药物：熟地黄、山茱萸、山药、牡丹皮、泽泻、茯苓、知母、黄柏等。

6. 肾阳不足证

证候：夜尿频多，尿线变细，余沥不尽，或点滴不爽，甚则尿闭不通；精神萎靡，面色无华，畏寒肢冷，舌质淡润，苔薄白，脉沉细无力。

治法：温补肾阳，通窍利尿。

方药：济生肾气丸加减。常用药物：熟地黄、山茱萸、牡牡丹皮、山药、茯苓、泽泻、肉桂、炮附片、牛膝、车前子等。

7. 气滞血瘀证

证候：小便不畅，尿线变细或点滴而下，或尿道涩痛，闭塞不通，或小腹胀满隐痛，偶有血尿，舌质暗或有瘀点瘀斑，苔白或薄黄，脉弦或涩。

治法：行气活血，利尿通淋。

方药：沉香散加减。常用药物：沉香、石韦、滑石、王不留行、当归、冬葵子、白芍、甘草、陈皮等。伴血尿者，酌加大蓟、小蓟、参三七；瘀甚者，可加蛀螂虫。

四、健康管理

（一）高危因素管理

1. 雄激素 雄激素是目前国内外公认的良性前列腺增生（BPH）进展危险因素之一。临床统计研究发现，人体内雄激素水平与前列腺体积呈正相关。睾酮在 5α-还原酶的作用下转换为对雄激素受体（AR）有更高亲和力的双氢睾酮（dihydrotestosterone，DHT），而高基线水平的 DHT 可能预示着高 BPH 的风险。随着年龄的增加，老年患者睾丸功能下降，分泌的睾酮也随之减少，而 BPH 的进展却与之相矛盾。国外一项临床试验对受试者进行"暂时性药物去势"后发现，尽管患者血清睾酮水平下降约 94%，但前列腺细胞增殖程度及前列腺组织内 DHT 含量无明显下降，可以推测在老年 BPH 患者体内，尽管血清睾酮水平下降，但并不影响前列腺内雄激素受体（AR）与双氢睾酮（DHT）的结合达到饱和状态。因而 BPH 进程并未因血清睾酮下降而停滞。

2. 高血压 高血压作为中老年男性多发的慢性疾病，与 BPH 之间存在着一定的联系。国内研究者提示，高血压会上调前列腺平滑肌内 α 受体数量，使其收缩功能增强，以及 BPH 和高血压均与血管内皮生长因子（VEGF）关系密切。研究发现，BPH 合并高血压患者前列腺组织中 VEGF 的表达及微血管密度较单纯 BPH 者更高，说明由 VEGF 介导的组织内新生血管形成对 BPH 的进展起着重要的作用。

3. 肥胖 肥胖是代谢综合征的一种典型表现，被认为是 BPH 的独立危险因素。研究发现，肥胖小鼠的前列腺组织中可检出更高水平的 Toll 样受体，而且前列腺肌肉收缩性增强。同时在肥胖小鼠前列腺组织中可检测出更高水平的高迁移率族蛋白 B1，该蛋白作为一种损伤相关的分子模式激活体内免疫应答，参与前列腺的慢性炎症过程，这表明肥胖可能通过影响前列腺肌肉的收缩性及促进前列腺炎症的发生来参与 BPH 的进展。

4. 糖尿病 糖尿病作为中老年人群常见的慢性代谢性疾病，其与前列腺增生的关系也值得深究。胰岛素抵抗是 2 型糖尿病的主要发病机制之一，由此引发的高胰岛素血症可能对 BPH 有促进作用。但目前关于高胰岛素与 BPH 进展之间的关系尚未明确。

（二）生活方式管理

1. 生活起居管理

（1）规律性生活 前列腺肥大可引起暂时性的性欲亢进，而频繁性生活会加重前列腺肥大。进行性生活本身会使前列腺长时间处于充血状态，进一步引起和加重前列腺肥大。绝对禁欲也不利于前列腺病康复。

（2）吸烟　吸烟可能通过影响体内睾酮的合成来促进良性前列腺增生（BPH）的发生。有研究发现吸烟者体内总睾酮及游离睾酮水平较非吸烟者更高，进而使体内二氢睾酮（DHT）水平升高，促进BPH疾病的进展。吸烟BPH患者血清中也可检出更高水平的丙二醛、白介素-8等氧化损伤标志物及炎症因子，说明吸烟可能通过诱导前列腺慢性炎症的产生来促进BPH的进展。

（3）饮酒　研究发现，轻至中度饮酒（$0.1 \sim 29$ g/d）的BPH患者有更低的概率患上中重度下尿路症状（LUTS），而大量饮酒者（≥ 30g/d）中重度LUTS的发生率明显升高。患者LUTS的加重可能与体内高密度脂蛋白水平上调相关。通过上述研究可以推测，少量适度饮酒可能可以作为LUTS的保护素，而过量的饮酒则可能加重LUTS。然而目前饮酒对于前列腺增生疾病进展的影响与否尚无定论，仍需进一步研究。

（4）避免久坐　坐位可以使血液循环减慢，尤其是臀部、会阴部的血流，这样会直接导致会阴部及前列腺的慢性充血淤血。较长时间保持坐位，则会对已经增生的前列腺造成一定影响。因为前列腺的充血使局部的代谢产物不能及时排出，前列腺腺管阻塞，腺液排泄不畅，刺激前列腺组织继续增生。特别是久坐于软座、不能定时起身活动的人群，容易发生前列腺增生。

（5）避免骑车和穿紧身裤　骑车和穿紧身裤可造成会阴部及前列腺局部的充血，导致前列腺增生加重。建议前列腺增生患者避免长途骑车，应将持续骑车时间控制在30分钟以内。日常生活中应选择宽松的裤子，避免穿牛仔裤、皮裤等可能压迫会阴部的紧身裤。

2. 饮食营养管理　尽量避免食用容易导致前列腺组织充血水肿的食物，如辣椒、咖喱、芥末、胡椒等辛辣刺激的食物，会引起会阴部的反复充血，也会使痔疮、便秘等症状加重，从直肠部位压迫前列腺组织，加重排尿不畅的症状。以下食物推荐良性前列腺增生患者食用。

（1）韭菜　俗称起阳草，不仅具有较大的杀菌能力，还有助于人体对维生素B的吸收，促进糖类新陈代谢、缓解疲劳。韭菜含多种维生素、矿物质、生物活性成分，具有降血脂的功效，而胆固醇的水平直接影响着类固醇激素合成和前列腺增生。韭菜纤维素含量很丰富，可通肠润便。

（2）南瓜子　研究发现，每天吃50g左右的南瓜子，连续吃3个月后，可较有效地防治疗前列腺疾病。南瓜子中富含脂肪酸，脂肪酸影响着前列腺分泌激素的功能，故南瓜子可使前列腺保持良好的功能。南瓜子中含有南瓜子素，其有促进微循环，增加血管弹性的作用，还能刺激前列腺细胞产生睾酮及游离睾酮，从而减少双氢睾酮分泌，抑制了前列腺增生。

（3）西红柿　西红柿中富含番茄红素，番茄素可以避免前列腺上皮细胞受氧自由基的损伤，还可以调节细胞中的激素和生长因子的信号传导，从而抑制前列腺的增生；且番茄红素在前列腺中有抗雄性激素的作用，可抑制后期雄激素诱导产生的信号从而产生抗氧化作用来抑制前列腺增生。

3. 中医食疗药膳

（1）杏梨石韦饮　苦杏仁 10g，石韦 12 g，车前子 15g，大鸭梨 1 个，冰糖少许。把苦杏仁去皮、打碎，鸭梨去核、切块，与石韦、车前子加适量水共煮，待熟入冰糖代茶饮。该方泻肺火，利水道。

（2）利尿黄瓜汤　黄瓜 1 根，萹蓄 15g，瞿麦 10g，味精、食盐、香油各适量。先煎萹蓄、瞿麦，去渣取汁，把药汁重新煮沸，加入黄瓜片，再加调料，冷后即可服用。

（3）参芪冬瓜汤　党参 15g，黄芪 20g，冬瓜 50g，味精、香油、食盐适量。把党参、黄芪放入砂锅内加水煎 15 分钟，去渣滤清，趁热加入冬瓜片，继续煎到冬瓜能食，加调料即成，可佐餐用。该方可健脾益气，升阳利尿。

（4）桂浆粥　肉桂 5g，车前子 30g，粳米 50g。先煎肉桂、车前子去渣取汁，后入粳米煮粥。粥熟后加入红糖，空腹食用。该方可温阳利尿。

4. 运动管理　缩肛法：有针对、有规律地收缩肛门可很好地按摩前列腺，可以促进会阴部的静脉血液回流，使前列腺充血减轻，促进炎症的消退。每天晨起、睡前各缩肛 30 次；小便及性生活之后缩肛 10 余次；长时间进行重体力活时，也可以适当进行缩肛运动。

5. 中医特色疗法

（1）针灸疗法　主要用于尿潴留患者，主穴可采用中极、关元、三阴交、秩边透水道、阴陵泉。湿热蕴结可加用膀胱俞、合谷；肺热壅盛加用肺俞、尺泽；肾阴亏虚加用太溪、神门；肾阳不足加用肾俞、命门；脾肾气虚加用脾俞、肾俞。

（2）脐疗法　取独头蒜 1 个、生栀子 3 枚、盐少许，捣烂如泥敷脐部；或以葱白适量捣烂如泥加少许麝香和匀敷脐部，外用胶布固定；或以食盐 250g 炒热，布包熨脐腹部，冷后再炒再熨。

（3）灌肠法　大黄 15g，泽兰、白芷各 10g，肉桂 6g，煎汤 150mL，每日保留灌肠 1 次。

第八节　阴囊湿疹

阴囊湿疹是一种过敏性炎症性皮肤病，是阴囊最常见的皮肤病。其病因复杂，一般认为与变态反应有关。根据病程和皮损热点，一般可分为急性、亚急性、慢性 3 类。本病多见于成年人，与潮湿的工作环境有一定关系。其临床特点是阴囊皮肤潮红，麻痒难当，抓破流水，久病者常伴有局部皮肤增厚，色素沉着。治之不当，常易反复发作，迁延难愈。本病发病与职业和居处环境等因素均有密切关系。本病属于中医学"肾囊风""绣球风"范畴，在古文献中也称"阴湿疮""阴疮""阴囊风""湿疮"等，《外科心法要诀·肾囊风》说："肾囊风发属肝经，证由风湿外袭成，麻痒搔破流脂水，甚起疙瘩火燎疼。"

一、发病机理

（一）病因病理

阴囊湿疹病因复杂，由各种内外因素相互作用引起，一般认为与变态反应有关。可能的诱发因素如食物中的辛、辣、腥、膻等，吸入物中花粉、尘螨，物理性的日光、寒冷、潮湿、摩擦，各种微生物的感染，消化、内分泌等内科疾病，神经精神因素的影响等。此外，湿疹体质也是一个重要的因素。有些过敏体质与遗传 IgA 缺乏有关。

（二）病因病机

肾囊风发于外肾，此乃肝经所过，故其病多责于肝经。乃风与湿热之邪搏结于阴囊皮肤腠理之间而成。《外科心法要诀·肾囊风》曰："由肝经湿热，风邪外袭皮里而成。"故其病邪不外乎风、湿、热三种，或由外感，或因内生、外感为风、湿、热邪所袭；内伤多由饮食、情志、劳欲、久病所致，初起多以湿热为主；病久则渐见脾虚湿恋；若日久迁延，则多由病久耗伤阴血，血虚生风生燥而成。

1. 外感六淫 由于生活起居不慎，或居处炎热潮湿，或不注意局部卫生，内裤过紧，或涉水、淋雨，阴部汗湿，而致风湿热邪侵入人体，与肝经气血相搏，而成肾囊风。《外科正宗·杂疮毒门·肾爽风》曰："肾囊风乃肝经风湿而成。"

2. 饮食不节 嗜食肥甘厚味、醇酒辛辣、鱼腥海鲜等食物，生湿助热，内伤脾胃，湿热循经下注阴囊，郁于肌肤；或热久化生燥，或燥血化风，加以复感风邪，则发本病。《疡科纲要·治疡药剂》说："有肝肾湿热而下流于阴股者，则阴疮等之湿痒不已。"

3. 情志内伤 情志过极，内伤诸脏；或大怒久郁而伤肝，或思虑劳神而伤脾，或忧惕思忠而伤心，皆可伤津耗血，著而为病。其血虚络空为风燥，易为外湿所伤，与燥热相合而成肾囊风；其脾虚甚则易生湿郁，久而化热，下流肝经，发为肾囊风。

4. 久病劳损 色欲过度耗伤肾精，或房劳过度，或久病卧床，阴血耗损，不能滋养肌肤而化风生燥；或耗伤阳气，脾肾阳虚，风邪乘虚而入而发病。《诸病源候论·虚劳阴疮候》曰："肾荣于阴器，肾气曲，不能制津液，则汗湿，虚则风邪所乘，邪客腠理，而正气不泄，邪正相干，在于皮肤，故痒，搔之则生疮。"

二、诊断

（一）临床表现

本病局限于阴囊皮肤，又是可蔓延至肛周甚至阴茎。常对称发生，波及整个阴囊，患处奇痒，病程持久，反复发作，经久不愈，分为潮湿型和干燥型两种。前者表现：阴囊肿胀，潮红，轻度糜烂，流液，结痂，日久皮肤肥厚，皮色发亮，色素加深；后者表现：阴囊潮红，肿胀不如前者，皮肤浸润变厚，呈灰色，上覆屑，且有裂隙，因经常搔抓则有不规则色素消失小片，瘙痒剧烈，夜间更甚，常影响睡眠和工作。本病可在核黄素缺乏的基础上发生，也可合并念珠菌感染。诊断要点：阴囊奇痒、渗出、结痂、皮肤肥厚；病变局限于阴囊皮肤，多对称发生；可反复发作，经久不愈。

（二）辅助检查

西医学认为，阴囊湿疹与变态反应有关。反复发作者，可进行过敏原试验，以寻找引起发病的变应原。

（三）鉴别诊断

1. 接触性皮炎　其皮损常局限于接触部位，易找到致敏物，皮疼，有水疱、大水疱，边界清楚，去除病因很快痊愈，不接触过敏物即不复发，而急性期虽起病急，但皮损多以小水疱为主，甚至糜烂、边界弥漫不清，病因难明，易于复发或转为慢性。

2. 药物性皮炎　发病突然，皮损广泛而多样。一般在发病前有明确的用药史。

3. 牛皮癣　因剧烈瘙痒、丘疹、皮肤肥厚粗糙呈苔藓样变而与慢性阴囊湿疹相似。但牛皮癣先有瘙痒，搔抓后出现皮疹，苔藓样变较明显，一般不会糜烂；慢性阴囊湿疹、瘙痒与皮疹同时出现，皮损及其边缘常有灰褐色丘疹及丘疱疹，破裂后糜烂渗出黄液。牛皮癣还与情绪密切相关，情志波动往往会明显加重病情，出现剧烈瘙痒。

4. 疥疮　皮损以丘疱疹为主，也可见结节、抓痕，瘙痒剧烈，夜间为甚，除在阴囊部出现皮损外，可在全身他处如指缝、腕部屈侧、腋窝、腹股沟等多处同时发生，可看到细条状的皮损，用针挑破常可见到疥虫，具有传染性，常有家庭或集体发病史。而阴囊湿疹无类似患者接触史，也无传染性，其皮损仅见于阴囊部位。

5. 核黄素缺乏症　多发生在阴囊部，伴有舌炎或舌萎缩。皮损为边缘清楚的淡红色斑片，有丘疹、结痂、浸润、肥厚，用维生素 B 治疗有明显效果，主要与慢性阴囊湿疹相鉴别。

三、治疗

（一）治疗原则

本病为变态反应性疾病，有自愈倾向，只要能保证做到不抓挠、不刺激皮肤，很多患者可以自行好转或痊愈。慢性湿疹的治疗以泼尼松类软膏为主，外用药至少 1～2 个月。对于长期反复的阴囊湿疹患者需全身治疗，多用抗组胺药及非特异性抗过敏治疗。本病与神经精神因素关系密切，故心理治疗也很重要。

中医药在治疗本病方面积累了比较丰富的经验，疗效较好。中医学认为，阴囊湿疹多由风引起，或由外感，或因内生。所以不管是实证还是虚证，祛风止痒都是治疗本病的基本原则。初起治以疏风清热，除湿止痒。风热，消热疏风止痒；湿热，清热除湿止痒。日久多见阴伤化燥生风，治以养血润燥，祛风止痒；若脾肾阳虚，治以温肾健脾，祛风除湿。同时，因病在皮肤腠理，尤以注重外治。中药外治多以祛风燥湿、杀虫止痒为原则，灵活选用剂型。

（二）西医治疗

1. 抗组胺药　H 受体拮抗剂有抑制血管渗出及中枢抑制和一定的麻醉作用，治疗湿疹可减少渗出，镇静止痒。常用氯苯那敏、赛庚啶、苯海拉明等。可两种药物交替使用或联合使用，也可与 H_2 受体拮抗剂联合应用，以增强疗效。

2. 非特异性抗过敏治疗　常用钙剂，可降低毛细血管的渗透性，减少渗出，可用 10% 葡萄糖酸钙 10mL 与维生素 C 1.0g、50% 葡萄糖液 20mL 混合静脉注射。

3. 镇静剂　湿疹的剧烈瘙痒及易复发难愈，常使患者心情烦躁、睡眠差，可给予镇静剂，如安定、氯丙嗪等。

4. 维生素 C　能增强毛细血管的致密性，减低其通透性及脆性，可用于各期湿疹，尤其是急性湿疹。

5. 类固醇皮质激素　有极强的抗炎、抗过敏、免疫抑制作用，能降低毛细血管的通透性，减少渗出，可很快减轻阴囊湿疹的临床症状。然而，因为湿疹发病病因不清，且易于复发，长期应用可产生一系列副作用，若突然停药，会出现临床症状的反跳，所以对一般湿疹不采用皮质激素治疗。对急性泛发性湿疹，渗出明显瘙痒严重，用其他治疗不能控制者，可考虑应用。治疗以小量至中等剂量为宜，泼尼松 20～40mg/d，停药不宜过快，等病情控制后，缓慢减药，疗程约 1 个月左右。

6. 抗生素　对急性湿疹合并感染及传染性湿疹样皮炎患者，要注意控制感染。一般可选用广谱抗生素，如红霉素、青霉素、环丙沙星等，用药的同时可做细菌培养，根据药敏情况选用敏感抗生素。

7. 局部治疗　急性湿疹初发时，可选用洗剂或冷湿敷。洗剂可起到消炎止痒、散热保护作用，如冰片炉甘石洗剂、3% 的硼酸溶液等。当皮损为糜烂、渗出时，如有感染迹象，应选择 0.1% 雷夫奴尔溶液，有消炎收敛作用。慢性湿疹可选用软膏、硬膏、乳剂，如黑豆油软膏、肤疾宁、丁苯羟酸等。

（三）辨证论治

1. 湿热证

证候：阴囊瘙痒，皮损潮红，水疱、糜烂、脂水频流，边界弥漫，剧烈瘙痒，伴胸闷纳呆，大便不爽，小便黄赤，心烦，失眠，口干口苦，舌质红，苔黄厚或腻，脉滑数或弦数。

治法：清热利湿，祛风止痒。

方药：萆薢渗湿汤和二妙丸加减或龙胆泻肝汤加减。

2. 血热证

证候：阴囊瘙痒剧烈，脱屑不多皮损以红斑、丘疹、抓痕、血痂为主；常伴有口干，舌质红，脉细数。

治法：清热凉血，祛湿止痒。

方药：龙胆泻肝汤合二妙丸加减。

3. 湿阻证

证候：阴囊瘙痒甚，皮损色暗，淡红或不红，水疱不多，但滋水浸润，常伴有胃纳不香，饮食减少，面色萎黄，便溏溲少，苔白腻，脉濡滑。

治法：健脾祛湿止痒。

方药：除湿胃苓汤加减。

4. 血虚风燥证

证候：湿疹反复发作，日久不愈，阴囊皮肤肥厚、干燥，不时作痒，夜间瘙痒剧烈，皲裂疼痛，渗出血水，伴头昏乏力，腰膝酸软，口干，心烦，失眠多梦，舌红少苔，脉细数。

治法：养血润燥，息风止痒。

方药：四味消风饮加减或四物汤合萆薢渗湿汤加减。

5. 风热蕴肤证

证候：骤起阴囊剧烈瘙痒，或伴有灼热感，起红色斑片、丘疹、水疱，抓破后流黄水，皮肤潮红、灼热，舌质红，苔薄黄，脉浮数。

治法：疏风清热，除湿止痒。

方药：消风散加减。

6. 阳虚风乘证

证候：阴囊湿冷，汗出瘙痒，畏寒肢冷，腰膝酸软，神疲倦怠，食欲不振，大便溏稀，舌质淡胖，苔白，脉沉细或沉迟。

治法：温肾健脾，祛风除湿。

方药：济生肾气丸加减。

四、健康管理

（一）高危因素管理

1. 不可干预高危因素

（1）年龄　好发于青壮年。

（2）气候　夏季多发，尤以雨水丰富之时为甚。

（3）变态反应　与Ⅳ型变态反应相关，变应原复杂。

（4）阴囊处皮肤薄嫩　是易受摩擦部位。

（5）遗传因素　与个体的易感性有关。

（6）物理因素　物理性的日光、寒冷也会引起本病发生。

2. 可干预高危因素及管理

（1）生活工作环境　长期生活或工作在潮湿的环境会增加患本病的风险。

（2）精神因素　精神紧张、较大情绪波动、过度疲劳等精神改变易引发本病。

（3）刺激因素　出汗多、异物摩擦等。

（4）饮食　过度饮酒、进食辛辣发物等会加重过敏反应，引发本病或导致症状加重。

（5）人为搔抓　易感染细菌和真菌，加重病情。

（6）局部皮肤接触某些物质　如屋尘螨、动物皮毛、肥皂、身体乳等，应主动避免。

（7）慢性疾病影响　如患有一些慢性疾病，内分泌失调、新陈代谢障碍等，在外部因素的作用下，就易增加患阴囊湿疹的概率。

（8）医生对外用激素制剂欠规范　对部位选择不当或用药时间指导不够，或者从非专科医生和药店获取，患者对其功效和不良反应缺乏了解，长期反复使用引起皮损和症状加重。患者自身应避免乱用药物。

（二）生活方式管理

1. 生活起居管理　切忌滥用药物及用力搔抓，充分休息。注意局部皮肤卫生，尤其是炎热夏季更应该注意阴部清洁。内裤亦用纯棉制品，不宜过紧。及时换洗内裤，尤其是运动后，要及时清洁换洗内裤，减少局部摩擦。勿用热水烫洗、肥皂刺激及外用刺激性药物，勿使皮肤直接接触人造纤维、毛皮制品。有过敏史的患者，要注意避免接触过敏原。

2. 饮食营养管理　饮食宜清淡，多吃新鲜的蔬菜和水果，足量饮水，戒烟酒，忌食鱼腥海味、辛辣发物，如葱、姜、蒜等。多食易消化的食物，如富含氨基酸的蛋白质及水果、蔬菜，奶类、瘦肉类及鱼类。可以多吃茄子，味甘，性凉，归脾、胃、大肠经，有清热消肿、活血止痛、宽肠利气之功，适用于热毒所致的阴囊瘙痒。

3. 运动管理　阴囊湿疹患者可以做比较舒缓的运动项目，如散步、瑜伽、广播操、太极、慢跑等有氧运动，对增强身体抗病能力和免疫力有很好的效果，进而能够预防疾病反复发作。但是不能做一些剧烈运动及高强度运动，如快跑、游泳、爬山、举重等。运动后需休息半小时左右，及时清洗汗液，擦拭干净，更换内裤，不能让阴囊长时间处于潮湿状态，否则会导致病情加重。

4. 情志管理　保持心情舒畅，睡眠充足，安心治疗，坚持用药。良好的精神心理状态有利于本病的康复。多维度初步了解心理健康状况，并认真聆听患者的讲述，了解其内心深处的困扰，换位思考、恰当解答患者疑虑，达到缓解甚至解除患者负性情绪，增强患者战胜疾病的信心。告知性伴侣给予患者足够的关爱和社会支持，不要随意谈论病情，注意保护隐私，让患者更多地感受到理解与关怀，逐渐从既往负性情绪中走出来，恢复积极乐观向上的心态。

5. 中医特色疗法

（1）针灸疗法

治法：清热利湿，润燥息风。

主穴：曲池、足三里、三阴交、阴陵泉、大椎。

配穴：湿热浸润，配合谷、内庭；脾虚湿盛，配脾俞、胃俞；血虚风燥，配膈俞、肝俞；痒甚失眠，配风池、安眠。

操作：毫针常规刺。急性期每日1次，慢性期隔日1次。

（2）皮肤针疗法　取夹脊穴及足太阳经背部第1侧线。轻叩皮肤红晕为度。

（3）耳针疗法　取肺、神门、肾上腺、肝、皮质下。毫针刺法。

（4）穴位注射疗法　取曲池、足三里、血海、大椎等。每次选2穴，用苦参注射液、板蓝根注射液，或加2.5%的枸橼酸钠注射液，穴位常规注射。隔日1次。

（5）中药外治法

1）急性期：黄柏、生地榆各30g，加冷水1000mL；或蒲公英、龙胆草、野菊花各30g，加水2000mL，煮沸15～20分钟，冷却后湿敷。

2）亚急性期：外用三黄洗剂或黄柏霜。

3）慢性期：外搽青黛膏或皮枯膏，加入烘疗法更好，每日1次，亦可用烟熏法或苦参汤坐浴。干燥作痒者，可用 10% 的明矾水温热外洗。

（6）中药熏洗疗法　苦参 40g，地肤子 30g，蛇床子 30g，土茯苓 30g，防风 20g，白鲜皮 30g，马齿苋 40g，百部 20g，黄柏 20g，枯矾 10g，土槿皮 10g，上药装入布袋，扎紧袋口，加水 4500mL，煎成 3000mL 左右，取药汁趁热先熏患处，待温时坐洗，每次 20 分钟，早晚各 1 次，2 周为 1 疗程。

（7）坐浴法　千里光、百部、苦参、白鲜皮、地肤子、蛇床子、土茯苓、野菊花、蒲公英、薄荷各 10g，冰片 1g。上述中药除冰片外打粉混匀装入纱布袋中备用，冰片另装。用法：将药袋放入 2000mL 温热水中揉搓至药汁浸出后加入冰片，患处坐浴，并持纱布袋轻搽患处，每日 1 剂，早晚各 1 次。

（8）刮痧疗法　阴囊湿疹选足太阳膀胱经的肾俞穴，可滋阴润燥；足厥阴肝经的太冲穴，可清湿热；足太阴脾经的阴陵泉、三阴交穴，可养血、止痒。

1）腰部：沿足太阳膀胱经走行，自上而下刮拭，重点加强肾俞穴。

2）足背：用刮痧板的圆角点按太冲穴。

3）小腿内侧：沿足太阴脾经走行，自上而下由阴陵泉穴刮拭至三阴交穴，重点加强阴陵泉、三阴交穴的刮拭。

第九节　遗　精

遗精是指非性生活活动时精液自行泻出的一种症状。未婚健康青壮年，或婚后夫妇两地分居的男子，每月出现 1～2 次遗精，而无明显身体不适者，属于正常生理现象。据统计有 80%～90% 的成年男子都有这种现象。精液在体内贮存了一定时间后，往往借助梦中的性活动或在性欲冲动时不自觉地排出体外，与俗话说的"精满则溢"的道理相同。但也有许多男子极少出现遗精，是因为精液在体内被吸收了的缘故，亦属于正常现象。只有在遗精过于频繁，或清醒时精液自流，或与异性接触时遗精，并伴有头昏、精神萎靡、腰膝酸软、失眠等症时，才属于病理现象，称为病理性遗精。病理性遗精有梦遗与滑精之分，其中有梦而遗精谓之"梦遗"；无梦而遗，或者清醒状态下无性活动而精液流出则称"滑精"。本病属于中医学"遗精""滑精""失精""精时自下""精液自处"等病范畴。

遗精表现首载于《灵枢·本神》，其曰："恐惧不解则伤精，精伤则骨酸痿厥，精时自下。"张仲景在《金匮要略·血痹虚劳脉证并治》中称之为"男子失精"，并以桂枝加龙骨牡蛎汤治疗；巢元方在《诸病源候论·虚劳病诸候》中对此以肾气虚立论；已知资料中"遗精"病名首次出现于《普济本事方》曰："治遗精梦漏锁不固。"其提出："下元虚惫，精不禁者，宜服茴香丸。"朱丹溪在《丹溪心法·遗精》中提出："精滑专主湿热。"并以清利湿热治之。张景岳在《景岳全书·遗精》中从五脏虚实论述翔实而完备。程钟龄在《医学心悟》中以有梦无梦分心、肾病机不同而治；黄元御在《四圣心源·精遗》中以肾寒脾湿、木郁风动立论，玉池汤构思精巧。历代医家学术经验至今仍有效地指导着临床实践。

一、发病机理

（一）病因病理

西医学认为，遗精多由于缺乏正确的性知识，思想过多集中于性的问题上，使大脑皮层存在持续的性兴奋灶，而随时诱发遗精。外生殖器及附属性腺的炎症，如包皮炎、前列腺炎、尿道炎、精囊炎，因炎症的刺激使遗精易于发生。此外，因仰卧入睡，被褥温暖而沉重、压迫和刺激外生殖器，或紧身裤束缚挤压阴茎使之勃起而致遗精。

一般遗精症无明显病理改变，但长期频繁遗精，可导致前列腺长期充血，久之可形成非细菌性前列腺炎。另外，当遗精是因生殖器炎症刺激所致者，则可见相关疾病的一些病理改变。

（二）病因病机

遗精以精关失固为病理表现，但病因有虚实之别，亦有五脏归属之不同。遗精初起、年轻体壮者，多为心火、肝火及湿热扰动之实证、热证或阴虚火旺，扰动精室；久病体衰，滑脱不禁伴有各种虚衰表现者，则常为脾肾虚寒，精关不固。本病病位主要在心、肝、肾。

1.情志所伤　如心有所慕，欲念不遂，心火亢盛，扰动精室；或情志抑郁，肝气不舒，或暴怒伤肝，肝失条达，气郁化火，扰动精室；或忧思太过，损伤心脾，心伤则神不摄肾，脾伤则气不摄精，精关不固而致遗精。

2.饮食所伤　恣食辛辣肥甘厚腻、酗酒，则酿湿生热，湿热蕴结久而化火，并流注于下，内扰相火，相火妄动，扰动精室而致遗精。

3.房事所伤　恣情纵欲，房劳无度，或年少频繁手淫，损伤精血，肾精亏虚，阴虚火旺，扰动精室而致遗精；或损伤肾气，肾阳亏虚，无力固摄，精关失约而发。

4.先天禀赋不足　因禀赋不足，下元虚衰，肾气无力固摄，精关失约而致遗精。或肾阴素亏，肾水不足，不能上济于心，心肾不能交通，则水火不能互济，水亏火旺，扰动精室而致遗精。

5.湿热蕴结　外感湿热之邪；或包皮过长，积垢蕴结，蕴生湿热；或交合不洁，湿热循精上扰，扰动精室而致遗精。

6.痰火内蕴，瘀血阻滞　湿聚生痰，郁久化火，扰动精室而发，或痰湿久蕴，或败精积郁，致血行不畅，则瘀血阻滞，精室失养而精液自溢。

二、诊断

（一）临床表现

非性交或非手淫时精液外溢，每周 2 次以上，严重者一夜 2 ～ 3 次或连续数日遗精，同时伴有头晕耳鸣、腰膝酸软、神疲乏力、心悸、失眠、记忆力减退等虚弱症候；或伴随尿频尿急、阴囊潮湿、少腹会阴疼痛不适等局部不适症状。部分患者思虑过度、多疑善感，精神压力过大。有的患者可伴有性功能减退，如阳痿、早泄等。

（二）体征

通常无明显体征。当有生殖器炎症时，则可见相关疾病的相应体征。

（三）辅助检查

1. 尿常规检查　可明确有无尿道炎症存在。

2. 前列腺液常规检查　可明确有无前列腺炎存在。

3. 精液检查　可明确是否有精囊炎。

4. 脑电图检查　必要时行脑电图检查，排除由于大脑皮质持续存在兴奋灶诱发遗精。

（四）鉴别诊断

1. 早泄　指性交时间极短而排精。而遗精以无明确性刺激情况下，精液自行排出为特点。

2. 精浊　以清醒状态下，在大便时或尿后努责时出现尿道口白色分泌物排出，常可有尿道灼热刺激感、尿频、尿急、尿痛等其他局部不适。遗精则以无明确性刺激或性行为主观愿望下精液自行排出为特征。两者也可同时出现。

3. 淋浊　指小便急、迫、短、涩、痛的病症，多指泌尿系统感染所致。浊证见尿时阴茎痛，精浊下滴入败脓，有恶臭，多为淋病，是有淋球菌引起的以泌尿生殖器黏膜为主的急性或慢性炎症性接触传播疾病，男性多于女性，尤以中老年发病率高，青年发病率也逐年上升。实验室检查有淋病双球菌即可确诊。两者也可同时出现。

三、治疗

（一）治疗原则

西医多认为，本病是由于大脑皮层持续性存在性兴奋灶，或外生殖器及附属性腺的炎症等原因诱发。治疗上多采取心理调节及生活调护等手段，亦可适当使用镇静剂以降低大脑皮层的过度兴奋，或治疗尿道炎、精囊炎、前列腺炎等原发病，进而达到治疗遗精病症的目的。

中医治疗疗效确切。中医辨证论治内服药、针灸推拿治疗等皆能取得成效。辨证时应分清阴阳虚实，审查部位。初病多以心肾不交、阴虚火旺虚实互见，治以滋阴降火，交通心肾为先。久则肾气虚损，精关不固转为虚证，治以补益肾气，涩精止遗。若湿热下注，痰火内蕴，瘀血阻滞，又当清热利湿，豁痰活血，化瘀止遗。总的原则：上以清心安神；中以畅调脾胃，升举阳气；下以益肾固精，清泄相火。

（二）西医治疗

1. 镇静剂治疗　对神经衰弱、思想负担重、抑郁焦虑者，可给予镇静剂，如艾司唑仑片2mg，睡前口服；或氯氮䓬10mg，口服，每日3次；或哌替啶2.5mg，口服，每日3次。对伴眩晕、心悸、神倦、思想不集中者，可予以自主神经调节药，如谷维素10～20mg，口服，每日3次。

2. 性激素治疗　遗精严重者，常用己烯雌酚，每次2mg，每日3次。

3. 抗生素治疗　有慢性前列腺炎、精囊炎、尿道炎者，可选用相应抗生素治疗。

4. 手术治疗　包皮过长或包茎者，施行包皮环切术。

（三）中医辨证论治

1. 阴虚火旺证

证候：梦中遗精，阴茎易举，头晕耳鸣，腰腿酸软，尤以遗精后次日明显，五心烦热，颧红口干，形瘦神疲，舌红少苔，脉细数。

治法：滋阴降火，收涩固精。

方药：知柏地黄汤加减。失眠多梦，加酸枣仁、茯神、柏子仁；头晕目眩甚，加菊花、沙苑子、制首乌；腰膝酸软甚，加枸杞子、川断、桑寄生、川牛膝。

2. 心肾不交证

证候：遗精频繁，五心烦热，夜休多梦，性欲亢奋，眩晕耳鸣，腰膝酸软，健忘不宁，舌红，苔薄黄，脉细数。

治法：清心安神，滋阴补肾。

方药：三才封髓丹合交泰丸加减。

3. 心脾两虚证

证候：遗精频繁，劳累后发作，甚至白日精液滑泄，伴纳差便溏，乏力困倦，少气懒言，面色萎黄，舌质淡，苔白，脉细弱。

治法：益气健脾，养心固精。

方药：归脾汤加减。

4. 湿热下注证

证候：梦遗频作，精液黄稠、臭秽，阴囊潮湿、湿痒，包皮垢黄白量多，伴小便频赤热、淋沥不尽，或尿中加精液，大便黏滞不爽，舌红，苔黄腻，脉弦滑数或濡滑数。

治法：清热利湿。

方药：程氏萆薢分清饮加减。

5. 肝火亢盛证

证候：梦遗滑泄；兼见烦躁易怒，面红目赤，头晕目眩，眼干口苦，性欲亢进，舌红，苔黄，脉弦数。

治法：清肝泻火。

方药：龙胆泻肝汤加减。

6. 痰火扰精证

证候：遗精滑泄；兼见阴部肿胀，胸胁痞胀，烦躁不寐，头晕目眩，口苦咽干，恶心欲吐，纳呆，舌红，苔黄腻，脉滑数。

治法：化痰泻火。

方药：黄连温胆汤加减。若湿热、痰火内蕴，日久不去，则可致瘀血停滞，而见遗精、血精、会阴部胀痛、舌紫暗或有瘀斑等症时，治以活血化瘀，方拟血府逐瘀汤加减。

7. 肾气不固证

证候：多无梦而遗，或滑泄不禁，常伴性欲淡漠，阳痿早泄，腰膝酸软，畏寒肢冷，面色淡白，阴部发凉萎缩，精液清冷，夜尿清长，头晕眼花，齿摇发脱，舌质淡胖，苔白，脉沉细。

治法：温肾固精。

方药：右归丸合金锁固精丸加减。

8. 脾虚失精证

证候：滑精频作，遇劳尤甚，乏力短气，伴纳食不甘，脘腹胀满，大便溏软，舌质淡边有齿痕，舌苔白，脉沉缓。

治法：健脾益气，固摄止遗。

方药：补中益气汤。

四、健康管理

（一）高危因素管理

1. 不可干预高危因素

（1）年龄　多发于青壮年男性。

（2）地域　我国东部及南部多发；沿海较内地多发，城镇人口较农村多发，发达地区较欠发达地区多发。

（3）季节　春季较夏、秋季节多发。

（4）教育水平　教育水平高的地方较水平低的多发。

（5）遗传因素　部分人脊髓中枢或皮质中枢兴奋性较高，射精阈值过低，通常接受微小的性刺激后即可兴奋射精中枢，从而产生射精。

2. 可干预高危因素及管理

（1）物理因素　如果男性平时睡觉的时候喜欢仰卧，所盖的被褥比较厚，再就是所穿的内衣裤比较紧，会对外生殖器造成压迫和刺激，这种情况容易在夜间睡觉的时候出现遗精。

（2）过度疲劳，睡眠不足　男性如果平时工作学习比较紧张，经常熬夜加班加点，或从事体力劳动，身体非常疲惫，在睡觉沉的情况下，大脑皮质下中枢活动加强也容易造成遗精。

（3）心理因素　有一些男性由于缺乏对性知识的认识和了解，在这些方面思虑过重，特别是受到一些刺激的时候，更容易在大脑皮质形成持续性的性兴奋，从而会造成遗精。

（4）性刺激环境的影响　性刺激不断对大脑进行刺激，容易在睡眠的过程中，大脑皮质层也没有得到休息而形成。

（5）纵欲或手淫　如果男性在夫妻生活方面不注意节制，或手淫过于频繁，会导致射精中枢呈现一个病态的兴奋，进而会引发遗精。

（6）炎症刺激　男性的外生殖器或附属的一些性腺体，如果存在炎症，比如比较明显的包皮炎前列腺炎、精囊炎、附睾炎等，长期刺激也容易造成遗精。

（7）肥胖　会导致遗精次数增多。

（二）生活方式管理

1. 生活起居管理

（1）遗精后不可受凉，更不可用冷水洗涤，以防寒邪乘虚而入，也不可用烫水洗澡。

（2）节制性生活，戒除手淫。

（3）睡时宜采取屈膝卧位。

（4）被褥不得过厚、过软，内裤不宜过紧。

2. 中医食疗药膳

健脾固肾乌鸡汤

原料：乌骨鸡1只，白豆蔻60g，草果2枚，上海青、盐、生姜、枸杞子适量。

制作方法：将乌骨鸡洗净，去其内脏，随后将生姜、适量食盐放入鸡腹中，将白豆蔻、草果火炙后放入鸡腹，缝上鸡腹，并在乌骨鸡外部抹上少量食盐，遂将其放入砂锅中加水煮熟。放入少量上海青、枸杞子煮熟。

功效：健脾固精。

适用人群：畏寒、易疲劳、精神不振、纳食不香、遗精、腰膝酸软、易汗出之人。

注意事项：感冒发烧者禁服。

要义：若注意力不集中、记忆力减退、感觉非常疲倦、腹部有坠胀感、稍微活动一下就开始出汗、频繁地遗精（每周2次及以上），这可能是脾虚不固导致的遗精，除了专业的药物治疗外，还可配合食用药膳食疗方——健脾固精乌鸡汤。乌骨鸡又称"药鸡""竹丝鸡"，是我国传统的滋补佳品，其味甘，性平，归肝、肾、肺经，具有很好的补肝益肾、补气养血、退虚热的作用。白豆蔻、草果均性味芳香，能化湿行气、温中止呕，从而健脾胃消食。健脾固精乌鸡汤不仅能改善频繁遗精的症状，还能从根源上针对脾气亏虚不固的病因，起到健脾益气的功效，而且鲜香味美，营养丰富，是一道滋补效果极佳的药膳方。

菟丝子红糖粥

原料：粳米100g，菟丝子30g，红糖适量。

制作方法：先将菟丝子放水里浸泡15分钟，然后换水洗净后放入砂锅里，倒入适量清水，煮半小时，去渣取汁备用；粳米洗净，同煎好的菟丝子汁一起倒入锅里，再倒入一些清水，武火煮开，然后文火煮半小时，等粥快熟的时候，加入红糖即可。

功效：补益肝肾，固精缩尿，明目。

适用人群：遗精、腰酸疲劳、双目干涩、视物模糊之人。

注意事项：阴虚火旺、阳强、大便燥结者，以及14岁以下者禁服。

要义：菟丝子能补肝益肾、固精缩尿、明目、止泻，适用于阳痿遗精、尿有余沥、夜尿频数或遗尿、腰膝酸软、目昏耳鸣、脾肾虚泻等疾病。现代研究发现，菟丝子还能显著增加性腺重量，促进性激素分泌，兴奋下丘脑–垂体–性腺轴，增强免疫力，抗肝损伤，防治心肌缺血，增强造血功能。菟丝子补而不峻，温而不燥，平补阴阳，宣通百脉，温运阳和，为滋补心、肝、肾之圣药。一般人群皆可日常食用菟丝子粥，能养肝明目，补肾抗衰，增强免疫力。

3. 运动管理　适当参加体力劳动或体育锻炼。可改善神经系统失常状态，增强局部肌肉力量，对遗精均有一定疗效。具体如下。

（1）导引术之鸟飞式　两腿微屈；两掌成"鸟翅"合于腹前，掌心相对，目视前下方。

动作一：右腿伸直独立，左腿屈膝提起，小腿自然下垂，脚尖朝下；同时，两掌成展翅状，在体侧平举向上，稍高于肩，掌心向下；目视前方。

动作二：左脚下落在右脚旁，脚尖着地，两腿微屈；同时，两掌合于腹前，掌心相对；目视前下方。

动作三：右腿伸直独立，左腿屈膝提起，小腿自然下垂，脚尖朝下；同时，两掌经体侧，向上举至头顶上方，掌背相对，指尖向上；目视前方。

动作四：左脚下落在右脚旁，全脚掌着地，两腿微屈；同时，两掌合于腹前，掌心相对；目视前下方。

动作五至动作八：同动作一至动作四，惟左右相反。

重复一至八动作一遍后，两掌向身体侧前方举起，与胸同高，掌心向上；目视前方。屈肘，两掌内合下按，自然垂于体侧；目视前方。

（2）静力半蹲站桩法　挺胸直腰，屈膝 1/4 蹲，头颈挺直，眼视前方，双臂向前平举，两膝在保持姿势不变的情况下，尽力向内侧夹，使腿部、下腹部、臀部保持高度紧张，持续半分钟后走动几步，让肌肉放松后再做。如此反复进行，次数自定。天天早晨做一回。随着腿力的增强，持续时间可逐渐延长，重复次数亦可逐渐增加。

（3）仰卧收腹臂腿上举　取仰卧位，两臂伸直在头后，然后上举两腿同时迅速上举两臂，使双手和两足尖在腹部上方互相接触，上举时吸气，还原时呼气。每天早晚可各做一回，每回可做 24～32 次。随着腹肌力量的增强，上述动作重复次数可逐渐增加。

（4）提肛运动法　坐在床上做收缩肛门的动作，酷似强忍大便的样子，每晚睡前进行，每日可收缩 48～64 次。收缩时吸气，放松时呼气，动作宜柔和，缓慢而富有节奏，用力均匀。

4. 情志管理　消除恐惧心理，坦然处之，不要把遗精看成不治之症，也不要把"精"看得过度神秘玄乎，甚至成为沉重的思想包袱。不看色情书画、影片等，以免引起过度兴奋，日思夜想而引起遗精。病后不可过于紧张，也不可乱服药物。

5. 中医特色疗法

（1）针灸疗法

治法：调将固精。取任脉穴及肾的背俞穴、原穴为主。

主穴：关元、肾俞、太溪、志室、三阴交

配穴：肾气不固，配复溜、气海；心脾两虚，配心俞、脾俞；阴虚火旺，配神门、然谷；湿热下注，配中极、阴陵泉。

操作：毫针常规刺。肾气不固和心脾两虚者，可加灸。

（2）耳针疗法　取内生殖器、内分泌、神门、肾、心、肝、脾。每次选用 2～4 穴，毫针刺法，或埋针法、压丸法。

（3）皮肤针疗法　取关元、中极、三阴交、太溪、心俞、志室或腰骶两侧夹脊穴及三阴经脉膝关节以下腧穴。叩刺至皮肤潮红为度。

（4）穴位注射疗法　取关元、中极、志室。可用胎盘注射液 1mL 或维生素 b50mg，每次取 2 穴，常规穴位注射，要求针感向前阴传导。

（5）推拿疗法

1）摩外肾：两手在腰部上下摩擦 100 次。

2）按会阴：以中指端按压穴上，同时收缩肛门，提吸小腹，一松一紧地按压 50 次，提紧时，指端在穴位上可以感到有肉在弹动。

（6）贴敷治疗法　五倍子 10 份，白芷 5 份，研粉末，蜂蜜或醋水混合物适量，混合成团后外敷肚脐，睡前贴敷，起床后去掉。每日 1 次。

（7）刮痧疗法　遗精选督脉的百会、大椎、至阳、命门、腰阳关、腰俞等穴，统督一身阳气。选用任脉的气海、关元、中极、曲骨等穴，可升发阳气；足少阴肾经涌泉穴，可补肾益精；足阳明胃经足三里穴，可补阳气。

1）头背部：沿督脉走形，自上而下由百会穴刮拭至腰俞穴，重点加强百会、大椎、至阳、命门、腰阳关、腰俞穴。

2）腹部：沿任脉走形，自上而下由气海穴刮拭至曲骨穴，重点加强气海、关元、中极、曲骨穴。

3）下肢：用刮痧板的圆角点刮拭足三里、涌泉穴。

（8）拔罐疗法

1）阴虚火旺者：选取心俞、肾俞、内关、神门、三阴交穴。患者取坐位，先以针点刺一侧心俞穴，再选用中口径玻璃罐以闪火法吸拔同一侧腧穴 10 ～ 25 分钟。第二天再以同法吸拔另一侧腧穴 10 ～ 25 分钟。双侧交替进行，每日 1 次。

2）肾气不固者：选取精宫、命门、气海、三阴交穴。患者取坐位或仰卧位，选用中口径玻璃罐以闪火法吸拔同一侧腧穴 10 ～ 25 分钟。第二天再以同法吸拔另一侧腧穴 10 ～ 25 分钟。双侧交替进行，每日 1 次。

（9）药枕疗法

1）心肾不交证：黄连 500g，牡丹皮 500g，肉桂 300g，生地黄 300g，磁石 500g，龙骨 500g，细辛 150g。将上药一起烘干，共研粗末状，装入枕芯，做成药枕，使患者随时枕于头项之下。

2）湿热下注证：柴胡、龙胆草、胆南星、黄冬、青皮、芦荟、黄连、细辛、大黄、青黛、木通、石菖蒲、皂角各 50g，全蝎 15g，陈小粉炒黑 150g，竹沥、青鱼胆汁、姜汁各 50mL。现将上药分别烘干，共研粗末，加入竹沥、青鱼胆汁、姜汁搅拌均匀，令晒干，打碎后用纱布包裹起来，缝住边缝，制成薄型的枕芯，置于普通枕头的上面使用。

3）劳伤心脾证：生白术 300g，生黄芪 500g，党参 150g，蒲黄 200g，五灵脂 100g，土鳖虫 50g。将上药一起烘干，粉碎成粗末，混合均匀后用纱布包裹起来，缝边，制成薄型的枕芯，置于普通枕头的上面使用。

4）精关不固证：五味子1000g，米壳100g，当归300g，熟地黄500g，巴戟天500g，淫羊藿500g，仙茅400g，硫黄200g，乌梅500g。将上药分别烘干，研成粗末，混匀，装入枕芯，制成药枕。令患者睡卧时枕之。若患者畏惧药枕气味大而呼吸困难者，减少硫黄的用量。

第十节　男性更年期综合征

男性更年期综合征是指男性由于人体的衰老，内分泌功能的减退而出现以自主神经功能紊乱，精神心理障碍和性功能改变为主体症状的一组症候群。本病一般多发于45～60岁。根据个体体质、文化素质、生活习惯、心理特征不同，所出现的症状各有不同，症状轻重不等。近年来随着老年医学的发展，男性更年期综合征才逐渐被人们认识和重视。本病类属于中医学"虚劳""心悸""不寐""郁证"等范畴。

一、发病机理

（一）病因病理

随着年龄的增长，男性睾丸的自身功能逐渐减退，会直接导致雄激素受体质和量的下降，这是导致男性更年期综合征发病的主要原因。此外，疾病（急性心肌梗死、严重创伤、糖耐量异常、胰岛素非依赖性糖尿病、慢性肾功能衰竭、肝硬化、库欣综合征、泌乳素瘤等）、不良生活方式（吸烟、酗酒、长期进食肥甘等）和恶劣生活环境等是导致男性更年期综合征的重要原因。

（二）病因病机

中医学认为，男性40岁以后，由于肾气逐渐衰少，精血日趋不足，导致肾的阴阳失调。由于肾阴、肾阳是各脏腑阴阳的根本，肾阴肾阳的失调会直接导致各个脏腑的功能紊乱，从而形成更年期综合征的病理基础。

1.肾阴亏损　天癸不足，真阴亏损，加之劳欲过度竭精伤阴，阴不治阳以致阴虚内热，出现了更年期症候。又肝肾为母子之脏，肾水不足则肝木不荣，出现肝肾阴亏，阴虚阳亢的病理过程。

2.肾阳虚衰　更年之时，阳气不足，或勤于房事，伤精耗气，以致命门式微。动力不足，均可导致更年期综合征。此外，火不生土，脾肾阳虚，亦为常见病因之一。

3.肾阴阳俱虚　肾气素虚，或阴损及阳，或阳损及阴。以致肾的阴精、阳气皆不足，从而发为本病。

4. 肾精亏损 七八之年，加之先天禀赋不足，或久病耗损，失精太过等致肾精亏损，则天癸早竭，髓失化源，脑海空虚，而见早衰，性功能减退等更年期综合征表现。

二、诊断

男性更年期综合征常表现为神经和血管舒缩症状：潮热、多汗、心悸和神经质；情绪和认知功能障碍：焦虑、自我感觉不佳、缺乏生活动力、脑力下降、近期记忆力减退、抑郁、缺乏自信心和无原因的恐惧等；生理体能下降：失眠或嗜睡，食欲不振，便秘，皮肤萎缩，骨骼和关节疼痛等；男性化减退症状：体能和精力下降，肌力和肌量下降，性毛脱落和腹型肥胖等；性功能减退症状：性欲减退、晨间阴茎自主勃起明显减少或消失、性活动减少、性欲高潮质量下降、射精无力、精液减少和勃起功能障碍等。其诊断要点：①发病多为 45～60 岁。②可有精神心理障碍、自主神经功能紊乱、性功能障碍等方面的症状。③雄激素水平低下，尤其是生物有效性睾酮（BT）低。④雄激素试验治疗症状可以缓解或消失。

三、治疗

（一）治疗原则

本病的治疗目的包括两方面：一是恢复性功能和性欲；二是防治骨质疏松症，优化骨密度，恢复肌肉的力量，提高心理敏锐力，使生长激素水平正常。中医治疗以补益肾气，平调肾之阴阳；疏肝解郁，调和气血为治则。

（二）西医治疗

最常用的两种药物是睾酮、PDE5-i 抑制剂，其中睾酮适用于雄激素水平低下的患者；PDE5-i 抑制剂是治疗伴有勃起功能障碍的男性更年期综合征患者的首选用药。此外，其他药物如镇静药、止痛药、维生素类药等对缓解症状也有不同程度的疗效，根据具体病情选用。

（三）辨证论治

1. 阴虚内热证
证候：形体消瘦，潮热盗汗，五心烦热，咽干颧红，腰膝酸软，眩晕耳鸣，失眠多梦，早泄遗精，溲黄而热，舌红，少苔，脉细数。
治法：滋阴降火。
方药：知柏地黄丸加减。

2. 肾阳亏虚证

证候：精神倦怠，嗜卧，腰膝酸冷而痛，畏寒喜暖，体力不支，工作能力降低，性欲减退，阳痿或早泄，甚则阴冷囊缩，面色㿠白，或轻度浮肿，舌淡，苔薄白，脉沉弱。

治法：温补肾阳。

方药：右归丸加减。

3. 肾阴阳两虚证

证候：头晕耳鸣，失眠健忘，喜怒无常，烘热汗出，畏寒怕冷，浮肿便溏，腰膝酸软，性欲减退，舌质淡，苔薄，脉细数。

治法：调补肾阴肾阳。

方药：二仙汤加减。

4. 肾精亏虚证

证候：性功能减退，发脱齿摇，眩晕耳鸣，健忘恍惚，精神呆钝，足痿无力，动作迟缓，舌淡红，脉沉细无力。

治法：补益肾精。

方药：六味地黄丸合龟鹿二仙胶加减。

5. 心肾不交证

证候：心烦不宁，健忘多梦，心悸怔忡，腰膝酸软，甚至遗精，阳痿，五心烦热，盗汗，舌红，苔薄黄，脉细数。

治法：滋阴降火，交通心肾。

方药：交泰丸合天王补心丹加减。

6. 肾气不固证

证候：面白神疲，听力减退，腰膝酸软，小便频数而清，或尿后余沥不尽，或遗尿或小便失禁，或夜尿频多，滑精早泄，舌质淡，苔白，脉沉弱。

治法：补肾固摄。

方药：金锁固精丸合缩泉丸加减。

7. 心脾两虚证

证候：心悸怔忡，惊恐不安，多疑善虑，失眠多梦，健忘眩晕，面色萎黄，食欲不振，腹胀便溏，神疲乏力，舌质淡，苔白，脉细弱。

治法：养心健脾，补血益气。

方药：归脾汤加减。

8. 肝郁脾虚证

证候：情志抑郁或急躁易怒，胸胁胀满窜痛，善太息，纳呆腹胀，便溏不爽，肠鸣矢气，或腹痛欲泻，泻后痛减，舌质淡，苔薄白，脉弦。

治法：疏肝解郁、健脾和营。

方药：逍遥散加减。

四、健康管理

（一）高危因素管理

1. 不可干预高危因素　参考年龄、性别、家族史、遗传、种族、季节、气候、职业、教育水平、经济状况、家庭环境等。

（1）年龄因素　本病一般多发于 45 ～ 60 岁的中老年男性。

（2）职业因素　长期从事精神压力较大、久坐久站的职业，如教师、司机、职员等，缺乏足够的运动锻炼，更容易出现男性更年期的相关症状，如体力下降、注意力不集中、肥胖等。

（3）家庭环境因素　长期压抑、不和谐的家庭环境会导致情绪低落，精神抑郁，更易导致男性更年期综合征的发生。

（4）教育水平因素　教育水平不高的人群，往往对男性更年期综合征缺乏足够的认识，易忽视对相关促发因素的预防。甚至在出现相关临床症状及体征后，不能及时就诊而导致疾病的进展。

2. 可干预高危因素及管理

（1）精神心理因素　来自生活、工作的压力，以及自身性格包括内向、不善交际的影响，日久会导致精神焦虑、紧张，甚至出现抑郁的状况，这会诱发男性更年期综合征的发生。可以通过及时有效的沟通或寻求专业医生的帮助解除思想顾虑，及时排解心理压力。同时，还要协调好与家庭及朋友之间的关系，合理安排工作和休息，避免过度劳累，减少不良情绪刺激。

（2）饮食因素　戒烟酒、辛辣刺激等，饮食宜清淡，注意顾护脾胃。

（二）生活方式管理

1. 生活起居管理　按时起居，生活规律，早睡早起，保证每天 7 ～ 8 小时的睡眠时间，同时做到有劳有逸，控制体重。

2. 饮食营养管理　低盐、清淡、荤素搭配，平衡膳食是男性更年期饮食应遵循的原则。戒烟限酒，适量多吃富含蛋白质、钙质和维生素的食物，如鸡肉、鱼肉、兔肉、牛肉、新鲜蔬菜、水果、豆类及豆制品等；促进性腺分泌功能的食物，如山药、银杏、海参、虾、羊肉、羊肾、韭菜、核桃仁、枸杞子等；改善神经系统功能的食物，如羊心、猪心、山药、核桃仁、黑芝麻、大枣、龙眼、桑椹、香蕉等。此外，还可搭配以下食疗方。

（1）韭菜炒黄鳝　韭菜1把，黄鳝500g，玉竹10g，黄精10g，姜1块，盐2克，胡椒少许，米酒适量，麻油1匙。玉竹、黄精泡水洗净，韭菜洗净、切成段，黄鳝处理好，洗净、切成片，姜洗净、切成丝，热锅后加入麻油翻炒黄鳝片，倒入适量的水，放入玉竹、黄精，小火炖煮10分钟，再放入韭菜翻炒，最后加入姜丝、盐、胡椒、米酒，翻炒入味。

（2）羊肾黑豆汤　羊肾2只，黑豆100g，小茴香5壳，杜仲15g，葱、姜、盐、味精、料酒各适量。将羊肉切片，与以上三味一同煨汤，加料酒、葱、姜煨30分钟，加盐，味精调味。

（3）栗子粳米粥　栗子100g，粳米50g，白糖或蜂蜜适量。将栗子与粳米一起煮粥，粥熟后加白糖或蜂蜜调味。

（4）莲子百合粥　莲子、百合、粳米各30g同煮粥，每日早晚各服1次。

（5）枸杞子肉丝冬笋　枸杞子、冬笋各30g，瘦猪肉10g，猪油、食盐、酱油、淀粉各适量。炒锅放入猪油烧热，投入肉丝和笋丝炒至熟，放入其他佐料即成，每日1次。

3. 运动管理　积极参加各种文化娱乐及体育活动，如下棋、练气功、打太极、慢跑、散步等，不仅可以颐养身心，提高生活兴趣，分散集中于各种不适症状的注意力，还有助于增强体质，改善人体血运及调节神经功能，延迟衰老。

4. 情志管理　及时消除思想顾虑和紧张情绪，保持愉快和稳定的情绪，养成乐观、舒畅、豁达、随和的积极心态，及时排解苦闷、忧郁、恼怒和自卑的不良情绪，尽量避免紧张、恐惧、疑虑等情志刺激。家属要加强关心体贴，及时给予安慰、开导和鼓励，帮助他们树立起信心和勇气。同时介绍一些中老年保健知识，使患者能以科学的态度和平和的心态来对待疾病。

5. 中医特色疗法

（1）针灸治疗

1）肾阴虚：选肾俞、京门、后溪、阴郄、关元、翳风穴以滋阴补肾；腰酸痛者，加委中、腰阳关以补肾壮腰。针法宜平补平泻。

2）肾阳虚：选肾俞、关元、命门、太溪、阳痿（肾俞上2.5寸，督脉旁开1寸处）以温肾壮阳；腰膝酸软，加委中、腰阳关以温肾壮腰；肢冷，加气海、关元以温肾通经。针法以补为主，或加灸。

3）肝肾阴虚：选肝俞、肾俞、太冲、太溪、神门穴以滋补肝肾；皮肤痒，可加曲池、血海、三阴交以养血疏风止痒；烘热，加涌泉、照海以滋阴清热。

4）脾肾阳虚：选脾俞、肾俞、命门、关元、太溪、足三里穴以温补脾肾。肢冷，加灸气海以通经；少腹冷痛，加灸足三里穴，以温运脾阳。针法以补为主。

5）心肾不交：选肠俞、肾俞、心俞、内关、三阴交穴，以交通心肾；潮热盗汗，加后溪、阴郄以养阴清热；虚烦不眠，加神门以育阴潜阳，安神定志。针法为补泻交替。

（2）穴位贴敷疗法　适用于烘热汗出、心悸失眠、夜寐多梦、腰腿酸软、形寒肢冷、夜尿清长等症属肾阳虚者。选菟丝子、巴戟天、熟地黄、牛膝、肉苁蓉、附子、鹿茸、远志、茯神、黄芪、山药、当归、龙骨、五味子等中药按一定比例。共研细末，用麻油熬，黄丹收。主穴取肾俞、关元、三阴交、神阙。如有心悸、失眠等，可加选心俞、神门；有情绪不稳定、烦躁、易怒等，可加选肝俞、太溪；有怕冷、面浮肢肿、腰背冷痛等，可加选脾俞、命门等穴。取药物适量敷于各穴，每日1次，每次2～5小时，15～30日为1个疗程，连续治疗3～6个疗程。

（3）足浴疗法　适用于症见头晕耳鸣、腰酸腿软、五心烦热、失眠多梦者。选用远志、红花、酸枣仁、磁石、龙骨、桃仁等药物按比例调配并水煎2次，煎成药液共1000～1500mL，两次药液充分混匀。双足悬于药液上熏蒸，待温度适宜，再将双足浸于药液中。浴足时，水要淹过踝部，且要时常搓动。浴足时间不少于20分钟，一般30分钟较适宜，微微汗出。每日1次，1个月为1个疗程。

（4）药枕疗法　适用于症见失眠多汗、五心烦躁、忧郁或焦虑者。取云茯苓、竹叶、灯心草、玫瑰花、菊花、钩藤、琥珀、薄荷等药物按比例调配后共研末，做成药枕，每日睡前可在枕下加热片刻，以助药气上蒸，1个月为1个疗程，每月更换枕芯1次。

（5）艾灸疗法　肾阳虚可取穴：肾俞、关元、气海、命门、神阙。选用温和灸，每穴15～30分钟为宜，1周为1个疗程。

主要参考书目

1.秦国政,何清湖.实用中医男科学［M］.北京:中国中医药出版社,2022.

2.刘密,李点.中医健康管理师培训指南［M］.北京:中国中医药出版社,2021.

3.孙贵香,谷井文.中医养生学保健基础［M］.北京:中国中医药出版社,2021.